房树人绘画投射测验
——临床应用实践手册

闵宝权　　大津秀女　　主编

清华大学出版社

北京

图书在版编目（CIP）数据

房树人绘画投射测验：临床应用实践手册/闵宝权，大津秀女主编 . — 北京：清华大学出版社，2021.11（2025.1重印）

ISBN 978-7-302-59470-3

Ⅰ.①房… Ⅱ.①闵… ②大… Ⅲ.①绘画心理学—精神疗法—手册 Ⅳ.① J20-05 ② R749.055-62

中国版本图书馆 CIP 数据核字（2021）第 217302 号

责任编辑： 孙　宇
封面设计： 钟　达
责任校对： 李建庄
责任印制： 曹婉颖

出版发行： 清华大学出版社
　　　　　网　　址：https://www.tup.com.cn，https://www.wqxuetang.com
　　　　　地　　址：北京清华大学学研大厦 A 座　邮　　编：100084
　　　　　社 总 机：010-83470000　　　　　邮　　购：010-62786544
　　　　　投稿与读者服务：010-62776969，c-service@tup.tsinghua.edu.cn
　　　　　质量反馈：010-62772015，zhiliang@tup.tsinghua.edu.cn
印 装 者： 三河市天利华印刷装订有限公司
经　　销： 全国新华书店
开　　本： 165mm×235mm　　**印　张：** 19.75　　**字　数：** 317 千字
版　　次： 2021 年 12 月第 1 版　　**印　次：** 2025 年 1 月第 12 次印刷
定　　价： 78.00 元

产品编号：092924-01

编委名单

主　编：闵宝权　大津秀女

副主编：李　菁　汤　妮

编　委：李　蕾　周　萧　陈瑶瑶

　　　　塔　拉　李泽文

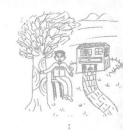

序 言 一

　　随着社会经济和科学技术的发展，人们生活、工作节奏不断加快，面临工作、家庭、人际关系和自我价值感不足的多重压力。因此，与心理相关联的疾病或病症也越来越多。有些患者因为焦虑、抑郁、恐惧、强迫和失眠等前来就诊，还有些患者仅以某种或某些躯体化症状来医院求治。

　　在神经科常见的器质性疾病，比如周围神经病、脑血管病、帕金森病、阿尔茨海默病等疾病中，很多患者伴有焦虑、抑郁等相关症状。数年前曾在神经内科门诊做的过一项临床调查显示，在头痛、记忆障碍和睡眠障碍的患者当中，也能够证实焦虑、抑郁非常普遍。

　　1977年美国著名精神病学家恩格尔（Engel·GL）就提出，传统的"生物医学"模式存在局限性，应该向"生物－心理－社会"医学模式转变。在当下社会转型时期，人群中的心理问题频发且表现形式多种多样，每一位临床科室的医生都会接触到伴有心理问题的患者。所以，医生在习惯上比较倚重化验和影像学检查以及生物学治疗的同时，关注患者的心理状况和相关成因，给予准确的识别、相应的药物治疗和必要的心理辅导，显得十分重要。

　　该书作者闵宝权医生是我的第一位博士，临床神经病学专业，毕业后在宣武医院神经内科门诊、急诊和病房临床工作近33年。他结合本人的兴趣，近16年来逐渐把主要精力转移至心身疾病，践行着"生物－心理－社会"医学模式的诊疗理念，并为普及心理咨询在医疗工作中的应用开办了许多讲座和沙龙。在临床工作中他们开创性地摸索出了一系列适合中国国情和患者现状的工作模式，医生不仅通过诊断与药物治疗，还引入了专业的心理咨询，卓有成效地帮助了大量患者与家庭，尤其是帮助了不少有心理困扰的青少年。

　　众所周知，在三甲医院，医生的临床工作相当繁忙，故快速评估患者

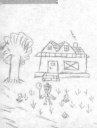

心理状况，做到甄选鉴别、统筹兼顾，尤其重要。"房树人绘画投射测验"是心理学界历史悠久的一项著名测验，然而国内以前并没有该测验在医疗中系统应用的经验和研究著作，闵宝权医生主编的《房树人绘画投射测验——临床应用实践手册》，是其十多年来的经验总结，作为我国该领域的专著，标志着心理投射测验在临床领域应用与研究的新征程，也为后来者提供有益的参考。

"神经内科医生学习心理知识，对临床工作是有益的"，我建议精神科医生、神经科医生与各个临床科室的医生，同心理工作者加强交流与合作，互通有无，将更有助于我们临床诊治和医疗水平的提高，为广大患者提供更优质有效的医疗服务。

路漫漫其修远兮，就让我们了解和学习心理之路，从"房树人"画图开始吧！

贾建平

首都医科大学神经病学系主任

首都医科大学宣武医院神经疾病高创中心主任

2021 年 10 月

IV

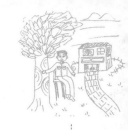

序 言 二

　　当前，因为突发的公共卫生事件，人们的生活方式骤变、人际互动的紧张因素增加，各种心理疾患的发病率呈现上升趋势。中国心理学工作者为建立出适合我国国情的心理治疗模式进行了许多卓有成效的探索和实践。但在心理评估的实务方面比较侧重于意识层面的测验，缺少简便易行、适合临床实践应用的潜意识投射测验。

　　对于心理工作者来说，每位来访者都有独特的心理状态，进行全面准确的评估是心理治疗工作的前提。房树人绘画投射测验属于心理投射测验的一种，来访者半结构的自由绘画是内心不易表达的潜意识活动的投射。根据评估标准对这些潜意识投射的图画进行分析，施测者可以加深对来访者深层心理活动的理解。评定结果对判断来访者心理活动是否正常具有参考价值，有助于临床心理实践中的个案概念化，以便制订恰当的治疗方案。目前，房树人绘画投射测验在医疗机构中尚未普遍开展，缺乏成熟的应用经验是制约其发展的因素之一。该书是一部全面、系统地将"房树人"测验运用于临床实践中的著作。通过阅读该书可以学习房树人绘画投射测验的施测与评定方法，是临床心理工作者和相关专业人士值得学习的参考书。该书的作者长期从事神经心理学和心理治疗的临床工作，具有从事心理评估、治疗各类心理障碍及与人心理互动的丰富经验。在该书中，作者结合不同类型的案例阐释了"房树人"测验的实际应用，分享了心理学投射测验应用和绘画象征的规律性知识。

　　在此将该书推荐给一线工作的临床心理工作者、心理学爱好者，以及存在心理问题的患者，相信会给大家的工作及生活带来新的启发。

杨凤池

首都医科大学临床心理学系学术委员会主任

2021 年 10 月

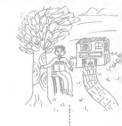

前　言

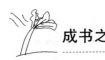
成书之路

　　房树人心理绘画投射测验，是目前我国运用最广泛的心理投射测验之一。施测时，画者根据指导语进行半结构的自由绘画，然后施测者根据系统的评估标准，对图画进行分析、评定、解释，以此来了解画者大致的心理状态及功能，判定其心理活动和人格结构是否正常或有何种异常，在某些情况下可为临床和心理上的诊断与治疗起一定的参考及辅助作用。

　　本测验于 20 世纪 40 年代由美国心理学家巴克和伯恩发明并投入临床实践，由于测验时间短、结果较准确、运用范围广和施测者易掌握等诸多优点，60 年代落地亚洲各国后，在心理、教育、社会工作和医疗实践中，逐渐崭露头角。

　　虽然房树人绘画投射测验既可以用于健康人群心理健康普查，也可以用于精神心理障碍的辅助评估，但在我国医疗机构的临床工作中，并没有系统成熟的应用经验。

　　本书是我国第一部将房树人绘画投射测验运用在医疗临床实践中的专业图书，旨在用最简明的图示形式，提供给临床医护工作者、心理工作者和相关专业人士房树人绘画投射测验的施测与解析方法。

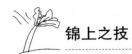
锦上之技

　　在临床工作和团队咨询师的心理实践中，心理晤谈技术是应用最多且贯穿始终的。在晤谈的基础上，常常会根据实际情况，配合使用心理学专

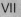

业技术，例如催眠、正念、角色扮演、家庭雕塑和房树人绘画投射测验。心理技术的运用，就像剑术对于武者，不在于技术本身的优劣，而是如何适当、适时地运用技术。临床医生和心理咨询师若能掌握房树人绘画投射测验，可给日常诊疗工作提供不少帮助。

房树人绘画投射测验最常被诟病的是结论的科学性和准确性，一般会有如下疑问：绘画者带伪装岂不很容易？若是事先了解解图方法，还准吗？100个人画的树都极为相似，那解图方面也一样吗？下面用一个例子来说明在解析"房树人"时的工作方法和态度。

有许多画者，会在树干上画上年轮和伤疤类的图案，在大多数情况时，这种画法象征着童年创伤，因为从统计学的角度，有童年创伤而画树疤的案例最多。当然还有一些树疤，代表了创伤以外的其他原因，例如画者的幼儿园老师和小学老师这样都教，所以他习惯成自然地画了树疤，并不能说明他的成长中有创伤。我们还碰到过一些小概率事件，例如画者是红木紫檀的收藏家，他画树疤是想突出树木优美的质地，或者只是从装饰风格出发，想画几笔做点缀。当然也见于画者内心有待梳理、被压抑的负面情绪。

如果我们做"房树人"树疤的统计，入组10万张树疤画，其中95%的树疤画都代表童年创伤，面对这10万张画之外的图，我们也不能直接斩钉截铁给他解释说，"根据科学的解法，你画的伤疤就是代表童年创伤，因为我的结论有数据支撑，所以我是对的，你一定有创伤！"这样是野蛮分析。正确的做法是，我们要先询问画者：画树疤时是如何考虑的，想表达什么含义，树疤让您能够感受或者联想到什么事。再结合具体情况，最终解读树疤画的真正含义。

房树人绘画投射测验，既可用于个体测验，也可用于群体测验，可作为精神健康普查的筛选工具。它可通过非语言的方式表露画者的性格、家庭及人际关系等取向，辅助专业人士提高咨询与治疗的能力；帮助读者了解画图者的内心情绪与需求。因此笔者建议在刚开始学习房树人绘画投射测验时，需要熟悉各种普遍性图例，牢记多种经典的画图解读，在掌握了这些架构性知识以后，再结合画者实际描述情况和表现的症状进行科学、理性的解图。

愿我们一起保持内省和敬畏，让知识更加有助于我们共情理解他人。

闵宝权

2021 年 10 月

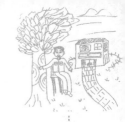

目 录

CONTENTS

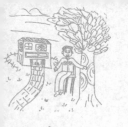

房树人

绘画投射测验——临床应用实践手册

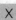

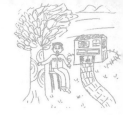

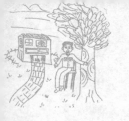

房树人

绘画投射测验——临床应用实践手册

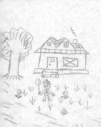

第 1 章

房树人绘画投射测验概要

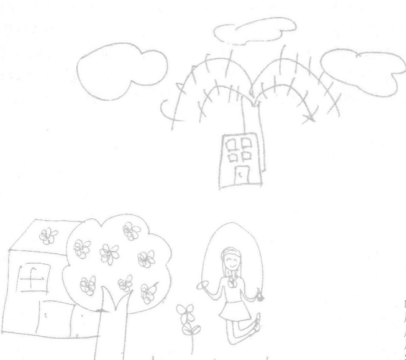

房树人绘画投射测验（House-Tree-Person Test, HTP），简称房树人测验，属于心理投射测验法。测验要求被测者用笔在白纸上描绘包含"房子""树"和"人"的图画，再由专业人员根据心理学投射原理，对图画进行分析、评价和解读，以可视化被测者心理特征，快速了解其大致的智力水平、人格整合度、人际关系、生活态度和目前情绪情感状态，便于后续的临床心理访谈和评估。

HTP 可以推测和反映被测者人格状态和心理特征，因为被施加的刺激具有非结构性或模糊性，所以自由度和伸缩性较大，具有一定的主观性和创造性。被测者可以快速地将内心的感受以绘画形式外化成清晰的图像，这有利于帮助其释放情绪、认识自己以及自己与他人的关系，从而提高自我觉察能力，促进与他人沟通、提高人际关系水平等。

在 HTP 测验过程中，只要求被测者画"房子""树"和"人"，但没有限定具体怎样描画每个元素。因此，其所画的元素类型、数量、大小、表现形式，甚至少画或画额外的项目，均是从被测者的主观意识出发，同时也受其当下主观意识状态或未觉察到的某种潜意识的状态，以及当下情绪、身体状况和周围环境的影响。被测者在开始测验时可能并不了解所描绘之物具有何种意义，所以他们常把当时想到的、曾经见过或梦见的事物形象描绘下来，把心理状态甚至潜意识中的冲突和欲望"投射"到图画上。

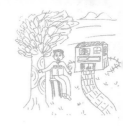

第1节　起源发展

　　绘画分析与心理治疗相结合的发展是从精神及心理障碍患者的临床工作中，以及对儿童的观察中开始。这两方面的研究进展都对房树人绘画投射的整合与应用奠定了坚实的基础。

精神心理临床中的绘画分析发展

　　18世纪时，欧洲精神医学领域已经开始用患者的绘画来辅助临床诊断。在20世纪初，精神病医师、心理学家弗洛伊德（Freud）发现，患者常常可以用绘画而非语言的形式来清楚地表达梦境；荣格（Jung）也通过研究患者的绘画来了解其内心以及画作形象的象征意义。

　　此后，绘画分析开始作为辅助心理治疗的艺术治疗手段，绘画分析领域也涌现出一大批杰出的代表人物[1]，诺拉姆（Nolam）、路易斯（Lewis）和史滕（Stern）三人，通过分析神经症患者的自由绘画来进行心理研究；麦克伏（Machover）通过"人物画"与人格特质方面的问题以及与心理病理学的关系进行研究；科赫（Koch）通过建立"树木画"测试法来分析受测者的性格特征与人格特点。

　　1959年，以沃尔玛特（Volmat）为主导，组织成立了心理病理学艺术表达和治疗国际学会（Société internationale de Psychopathologie de l'Expression et d'art-thérapie），此学会关注精神疾病患者的绘画艺术，推动了该领域的研究进展，具有重要的临床意义。

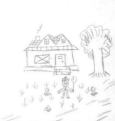

儿童绘画心理分析发展

19世纪末期，人们意识到儿童更愿意用绘画而非言语来表达他们丰富的内心世界。蒙台梭利（Montessori）提出了敏感期理论，儿童在处于绘画敏感期时，语言表达能力有限，对绘画涂鸦表现出痴迷的热情和创作潜力。因此绘画是儿童表达自我的良好途径。

20世纪20年代，伯特（Burt）通过大量研究儿童、青少年的绘画，总结出不同年龄的绘画特征。古德纳芙（Goodenough）提出了画人测验（Draw-A-Man，DAM）作为智力测量方式，通过分析儿童所画人物形象来综合评价其智力水平，其评分标准包括各部位细节、比例及动作协调性、线条流畅性等。20世纪60年代，哈里斯（Harris）进一步修订和细化了评价指标，并将儿童绘画的特点进行分阶段总结，呈现儿童绘画从特征化、细节差异化到发展出美感和愉悦感的过程[2]。

房树人绘画投射测验发展

1948年，美国心理学家巴克（Buck）系统地论述了"房树人"测验，即让被测者描绘出"房子""树木"和"人物"，通过三幅画来投射其心理特征，其中房子代表家庭，树代表环境，人代表自我认知[3]。此后，学者们在临床实践中不断进行补充和完善，发现将房、树、人这三个元素合并在一张画纸上完成，能够大大减轻被测者的负担，也更为简捷有效，这便是如今使用的统合型房树人绘画投射测验（Synthetic House-Tree-Person Technique）。除此之外，还发展出了彩色房树人测验（Color House-Tree-Person Test）。1970年，伯恩（Burn）将动力元素引入绘画测试中，提出动态房树人（Kinetic House-Tree-Person Drawings）分析，也开始观察三个元素之间的互动关系及其意义[4]。

经过多年的发展，HTP被许多国家引进并进行推广应用，获得了广

房树人 绘画投射测验——临床应用实践手册

泛的认可，已成为常用的心理测量及治疗工具。美国心理学会（American Psychological Association）的调查显示，1998 年美国临床心理工作者对 HTP 的使用频率便已排在所调查的 102 种常用心理测量工具中的第 8 位[5]。

HTP 在我国的发展

HTP 在 20 世纪 60 年代首先引入日本，后推广到其他亚洲国家。HTP 在我国经过了几十年的"本土化"变革，逐渐用在应用心理学的各个细分领域。我国众多心理学者也在 HTP 研究中有所建树，主要侧重于绘画特征相关的方面，也有一些信效度的研究[6]。

张涵诗及张同延[7]总结完善了对绘画特征所代表的心理含义及人格特征的基本认识：房屋表示被测者的原生家庭状况或自己对家庭及其成员的情感、态度；树反映了被测者无意识的人格特征、精神状态和目标追求等；人则反映被测者的自我形象、身体功能以及与人相处的情形。

一些学者关注特定人群的绘画特征，为 HTP 作为心理疾病的诊断参考提供了更多依据。如几乎不清晰描画人物、涂黑墙壁、口张开、手背身后等特征可以预测抑郁情绪[8]；树干上有疤、树冠留白、紧贴边界但不出界的大树冠、大黑眉毛小眼睛、未画出耳朵、躯干留白、脖子很长等特征均对诊断被测者的躯体化倾向有重要影响[9]；无远近感、裸体、肢体不全、房树无基、透明化、歪曲等显著不同于常人的绘画特征对分析精神分裂症或精神障碍具有辅助诊断意义[10]。

信效度研究则主要通过与其他自陈量表结合进行综合测评来验证，如症状自评量表 SCL-90[11]、Y-G 性格测验[12]。

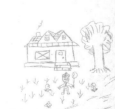

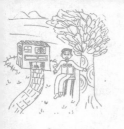

第2节 理论依据

投射（Projection）

1. 定义

（1）投射：指个体根据其内心需要和情绪的主观指向，将自己的心理行为特征转移到外部，比如他人或客体身上的现象。

心理活动是人对客观世界的主观反映，心理活动的表现形式称作心理现象，包括心理过程和个性心理特征。不同的人对客观世界的心理反应各有不同，每个人所呈现出来的心理现象都是各自的主观现实，尽管主观现实基于客观现实，却又带有主观色彩。心理投射便是了解人心理的不同层面的一种方式，即一种主体感受客体化的方式。

（2）广义的投射：指在某种环境下（如写作时、投射测验中），个体按自己的心情、动机或欲望去觉知情境。这是无意识地主动表现自身的活动。

（3）狭义的投射：通常是一种自我防御机制。这是古典精神分析理论对投射的界定。

自我防御机制是个体自身为抵消焦虑所采取的保护机制，它不是有意识主动进行的，而是具有自主性的无意识心理活动，用以维持个体内在人格结构的相对稳定性。

防御机制下投射的分类：

（1）否认投射：个人不自觉的把自己的过失或不被社会所认可的欲念加诸他人，借以减轻内心的焦虑。

（2）同化投射：个体将自己身上所存在的心理行为特征推测认为他人身上也同样存在，是童稚期的一种想法，儿童认为成人对事物的感觉和自己是一样的。

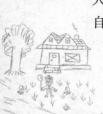

2. 基本假设

精神分析理论强调无意识，认为人难以凭意识来了解和表达自己，所以，不清晰的非结构化刺激反而可以使个体隐藏在无意识中的冲突、动机、防御、欲望等暴露和投射出来。正因缺少明确的情境线索、他人的观念等这些影响，个体对非结构化刺激的反应具有特殊意义，这来自于其主观的解释和想法，从而不自觉地把自己的思想、态度、愿望、情绪或特性反映出来[13]。

"房树人"测验一般对被测者描绘的房屋、树木和人物并没有具体的要求，对于房屋的大小、类型，树木的种类、大小，还有人物的性别、年龄、高矮胖瘦、动作行为等元素没有任何限定。描绘出的画面主要是被测者从自己的经验见解和日常体验中选择或综合某些形象形成的。所以，画作所反映的并不是画作本身的好坏优劣，而主要是由心理特征在绘画某些方面的投射而来，是被测者描绘心中最重要的特质，再现心理现实。

也因此，被测者对房树人描绘的元素特征、细节、互动及绘画过程中的个人风格都有其意义。总体上，我们可以从积极表达和消极表达两方面来进行把握：积极表达可以看作是画者"有意识"或"试图"表达和安排的部分。比如，先画什么，打算怎么布局，反复涂抹、描画或花费长时间在某个元素上，或是明显表现出风格化特点、在画面加上文字说明等；消极表达则指省略、遗漏或草率消极地绘图，比如，人缺少肢体器官、房屋没有门窗等。同理，额外多画其他的项目或少画房树人中的某个项目，也是值得关注和分析的。

3. 在心理活动中的影响

1）从自身期待或经验出发对外界作出误差判断

如小朋友心情很好，就认为妈妈心情也很好；人在走夜路的时候，感觉旁边的行人都有危险性，以及摇曳的树枝都像人影。成语草木皆兵、风声鹤唳和杯弓蛇影，也是同样的原理。

2）情绪影响了对外界的印象

对于同样的事物，人们内心有不同情绪时，看法就有所不同。例如，听到窗外的鸟叫，心情好时觉得自然灵动、活泼有趣；心情不好时却只嫌吵闹。这便是人内心状态"投射"到了外界，影响了对外界的看法和感受。

3）内心和外界相互影响

情随景生，境由心造，人的主观心理与客观世界相互影响和塑造。外界影响了人内在的感知，反过来内在心境、自身的体验和认知同样会影响人对外界的理解、观感及评判。

象征（Symbolism）

1. 定义

（1）象征：指用具体事物或形象来表现某些抽象意义或其他事物。

（2）象征物：能代表其他事物的语言、符号。所谓的"其他事物"，可以是一般的物质，也可以是人类复杂的情感和心理现实。

HTP是运用绘画的图形符号，来"象征"某些心理特征和潜意识冲突。

2. 分类

象征可以分为三类：习惯性象征、普遍性象征和偶发性象征[14]。

（1）习惯性象征：最普遍的象征形式，贯穿于生活之中。比如，所有的语言和文字都是习惯性象征。

例如，当人们看见"木头"这两个汉字，或听到有人说"木头"这两个字的发音，就知道它所代表的东西是名为"木头"的那件东西。"木头"这个词和"木头"这件东西之间，原本是毫无关系的，但在人类的语言经过复杂发展后，如今人们习惯用一个确定的名称称呼这件特定的东西。从儿童期开始，我们就不断听到这个词与这件东西指涉关系的经验，从而学习这种关联，直至"木头"这个词和木头这件东西之间，形成了固定永久的联想。

（2）普遍性象征：象征与其所代表的事物间含有内在关系。

身处黑暗寒冷的地方，与恐惧焦虑的心情之间有重要关系。假设人没有在黑暗寒冷的地方呆过，就无法了解该象征。但生活在城市里的人没有亲眼见过狼，可提到狼时还是能诱发出恐惧的感受。这里要提到一个概念为"集体潜意识"，是指人格结构中最底层的无意识，包括祖先在内世世代代的活动方式和经验留存在人脑中的遗传痕迹[15]。祖先受到狼的威胁而出现了恐惧的感受,这样的"集体潜意识"遗传到现代人,因此"狼"是"恐惧感"的"普遍象征",这种基本的情绪经验能为各种文化中的人们共享。

(3)偶发性象征:个人的经验、情感同某些事物形成了联结,具有个体特异性。

与习惯性象征的普遍实用性相反,偶发性象征是属于某个个体的,它与该个体曾经的经历和体验有关,无法与他人共享。但偶发性象征和习惯性象征有一个共同点,象征与它所象征的事物之间没有内在联系。例如,一个人在某间房子里遭受过暴力伤害,那么再听到或看到这间房子的时候,他很容易会把"房子"和"痛苦"联系在一起。假设他在这间房子的经历是愉快的,可能会把"房子"和"快乐"联系在一起。显而易见,房子本身是没有"痛苦"或"快乐"的本质的,事实上是由于某个人的经历和体验与该事物有联系,故对此人来讲,该事物成为其某种心情的象征。此事物对其他人而言,可能毫无联系,也可能有其他联系,要依其个体已有的具体经历而言。

3. 在HTP中的体现

了解象征的相关概念,有助于掌握HTP技术。

因为习惯性象征的缘故,在分析图画时,即使没有学过投射理论的人也能大致解释表层意思,知道画与实际生活中的事物是有关联的。在HTP中,许多事物的习惯性象征往往被延伸,这时可能并不算普遍性象征,又不能称为习惯性象征,而是介于二者之间。例如,图中画出太阳,大家都知道太阳是什么,当被测者画出太阳的时候,心理学中有解释是寻求温暖和支持,这其实是将太阳的普遍性象征——温暖,进行了延伸。又比如在HTP中,树代表生成或成长,但如果被测者将树画成"木桩",则提示木讷、静止、冷漠、停止,这也是对习惯象征的延伸,同时并不完全属于普遍象征。类似的情况在HTP中很多,这说明在进行绘画分析时,我们可能不仅要看到一件事物的表层象征,必要时要适当做延伸。

在偶发性象征中每个人都会对某些事物持有某些特殊的情感。例如,两个人的画面中出现了汽车,一个人说那是他妈妈去世前开的车,另一个人说希望能买一辆心中喜欢的汽车,他们每人都对之有属于自己的解释,都是对的。又比如,一个人小时候经常被父亲用木棒打,木棍在此人心中象征着害怕与恐惧。

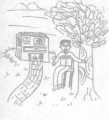

具体分析"房树人"三元素的象征意义 [2, 7]：

1）房

在房树人绘画测验中，施测的画纸代表着一个空间，这就无形中具有潜意识的象征意义，比如，地面与天空、过去与未来等。因为人们对空间的表达有普遍性的理解：天在上，地在下；过去在左，将来在右……

房屋是家庭居住的地方，是人成长的场所，也是私人领域，房屋的图画可反映个人与家庭家族关系的看法和态度。建筑房屋总是从地面向上扩展、由外向里巩固内部，再由门窗与外联通，与外界环境相互协调，可以说房屋表达了人从小到大、从低到高的成长历程。比如房屋的底部是地基，它象征着人对安全的需求，一般就以一条横线来表现；墙壁象征着保护，表达就是简单的白墙，如果重点描绘画出砖块、腰线等等来强调牢固性，实际上是无意识的对安全的担忧，反应着人格的虚弱和敏感性；屋顶则表达了幻想层面的需求和情感，如若过分精细描绘屋顶瓦片细节，就与追求完美、强迫倾向或压力有关。

2）树

在人类发展史上，不同文化背景的人们都认为树具有旺盛的生命力，树的每个枝节都在持续努力向上、向外发展，这就是生命力的存在。因此在画树测验中，对生命力的描绘就显得格外有象征意义。树还意味着个体与环境的关系，树木从种子成长为参天大树，就像一个人从出生到长大成熟的过程。因此，个体的早期经验更多表达在树的底部，近期的经历则易在上部或树顶来表现。树干象征成长的过程，例如，树干上的疤和节是树生长中的创伤，个体的生命成长历程中所受的创伤或负面情绪也会显现在画的树干上。树冠、枝叶给人阴凉和遮挡，可以象征保护、庇护，同时其外观与内在的活力和能量密切相关。

树在白纸上的方位分布也具有一定的象征意义。树都是从根部往上生长，向外部发展，伸往天际，因此上部树冠象征着天、宇宙，是个体的精神领域；下面的树干、树根象征着大地、尘世，是人类的现实世界；树的左侧部分可以代表个体的过去、既往的生活经历，具有心理防御方面的退行或精神活动后退的象征意义；树的右侧部分则代表着个体的将来、发展、未来的状态等方面的象征意义。

很多人会在树上画果实，其象征含义需要具体问题具体分析。比如，苹果在中国象征着平安、富足、美丽，但在西方则因其宗教意味（亚当、夏娃偷吃"禁果"）象征着生育、爱情和尝试。儿童在画树时往往爱画苹果树，因为圆形是幼儿最早出现的描绘形状，所以如果成年人这样画，有可能提示一种幼稚化倾向或心理防御退行。同时，水果也是成熟过程的最终产物，所以画水果也代表对结果、目标、利益结果的追求，果实大小通常与自信程度有关，果实如果掉落，则在成长中可能受过伤害，也代表过失、遗弃或死亡等。

3）人

人物通常代表着画者的自我形象，每个部分的细节都具有一定象征意义，以几个明显的部位为例：

眼睛是头部最显著的器官，所谓画龙点睛，也象征知识与超自然。眼睛目光的方向、形状、眼珠位置都有其不同的表达意义。

鼻子代表着人的自我意识、主见、尊严。"大鼻子情圣"显示着性吸引力；"鼻祖"代表某种事业的创始人。

嘴象征着人性格中的接纳与消耗，也与口欲期相关。

耳朵是听觉器官，代表着与外界的联系。

躯干是身体的重要部位，所占比例最大，与需求和欲求的成长状态有关。

肩膀的意义在于负担和责任。

上肢有劳作的功能，也表达防卫、攻击等多种情绪引发的动作。手可以制造工具、表现社交动作，代表行动力和掌控能力，手指则代表对行动细节的把握。

下肢是站立及行走的支持系统，最基本的含义是稳定和踏实。如果没有画下肢，考虑性方面可能遇到困扰。

 绘画心理学基本理论

1. 绘画心理学理论流派

1）精神分析理论

精神分析取向认为绘画可以表达出画者无意识的心理问题。南姆伯格

（Naumburg）提出的动力取向艺术疗法（Dynamically Oriented Art Therapy）就是以弗洛伊德无意识理论为基础[16]。精神分析取向鼓励画者自发绘画并加以自由联想与解析，用艺术自由表达压抑的冲动、情绪、冲突和欲望。绘画治疗的过程就可以回溯画者心理问题，消除其防卫性，而画者观察自己的画作，也能让无意识进入意识层面，获得觉察、领悟和改变。

2）心理发展阶段理论

人的艺术表达能力与心理发展水平有直接的联系，因此可以根据绘画过程和作品表现出来的特征，去评估画者所处的心理发展阶段和心智水平。已有的行为绘画艺术治疗、认知行为绘画艺术治疗和发展性绘画艺术治疗三类方法，在处理情绪扰乱，适应不良的行为，以及心理发展迟滞、脑损伤患者的心理问题方面作出了不少成就。其中认知行为绘画艺术治疗已成为创伤后应激障碍（PTSD）治疗的重要内容，也可用于系统脱敏、焦虑障碍和惊恐障碍等治疗[17]。发展性绘画艺术治疗则以心理社会发展理论、认知发展理论等为基础，对认知、情绪和身体障碍的治疗均有帮助[18]。

3）完型心理学理论

完型心理学即格式塔心理学，完型并非客体本身的性质，而是个体的主观知觉进行积极组织或建构所组成的经验中的整体，而这也存在于绘画中。画家的创作意识与完型心理学的理念是一致的，他们高度重视一幅画中的各个因素之间的相互关系，而不是简单的模仿或组合，认为如果画作已有的各部分或各元素的关系适当且平衡，那么再添一笔都会是失败的画作[19]。绘画艺术疗法的完型取向则强调用画作来呈现画者人格的完整性和同一性的信息，让画者对其画作进行言语化（描述、联系、解释和说明），从而帮助画者体验当下，意识到自己言语与非言语、行为与情绪之间的差异，鼓励和支持画者探索和完善自身。

4）视知觉思维理论

在古希腊哲学中，智者先贤们曾竭力区分知觉与思维、感性与理性。在传统心理学中，知觉和思维都是对客观事物的本质反应，前者为直接的整体反应，后者为间接反应。但阿恩海姆（Arnheim）认为，知觉本身就包含思维活动，视觉活动具有感觉因素同时也是认知活动，具有理性的思维功能，可以认识和理解事物，同时视觉意象在一般的思维活动也具有重大的意义和作用。他用大量的知觉试验和艺术实践来说明自己的观点，其方法主要便是通过绘画[20]。视觉化的思维可以使绘画被不同的个体所理解，形成一种非语言的沟通，当然也包含着各自对画作的认识和判断。

2.图画是人本能的形象思维方式

在没有文字的远古时期，祖先们在山岩留下壁画以记录生活、表达内心和交流信息，所以在美学意义之前，画图首先具有表达和沟通的功能。人类最古老的象形文字便是由图画、图形演化而来。发展至今，文字与绘画已完全分离，文字和语言成为理性表达的工具，而绘画则变为感性和形象的艺术表达，从此远离了大众，不再是沟通和表达的主流方式。然而，儿童的涂鸦美术仍昭示着图画的功能意义：当幼儿还不能熟练严谨地利用语言和文字来表达自己丰富的内心世界时，画图引起他们浓厚的兴趣，是他们与成人沟通自己想法和感受的有效工具[21]。

3.图画具有自然性

如图 1-1 所示，图画可以自然地表达潜意识中的情绪；图像可以转化为语言，此时情绪也被表达了出来；情绪可以用语言（或行为）直接表达，也可以转化为图像来进行宣泄和物化[2]。

4.图画反映潜意识

人类的思维以视觉性思维为主，但在现代社会，人们相互以语言和文字来进行沟通和表达。而将视觉思维

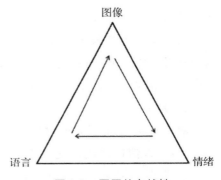

图 1-1　图画的自然性

语言文字化，或用理性信息表达感性内容，是很困难的，也会遗漏很多信息或容易造成误解。因此，图画作为一种抽象的视觉表达途径，其所传递的信息量比语言文字更加丰富。例如，人的创伤经验在自我防御机制的作用下可能被压抑，无法通过语言化的方式表达。但这些被压抑的内容是可以通过图画提取出来的，可以更真实地反映潜意识。

朗格（Langer）认为，内在经验（inner experience）的领域（即情感或情绪），是单靠语言难以影响的。此时，人类的符号能力创造出服务于情感表现的另一种符号，也就是艺术。艺术的逻辑完全不同于语言，其功能为将情感客观化，转变为可见或可听的形式，以便思考和理解[22]。

绘画艺术治疗

1. 绘画艺术治疗

自 20 世纪 30 年代起，艺术治疗在英国和美国开始被作为心理治疗手段进行临床应用，而绘画艺术治疗作为其分支之一也开始得到发展。

绘画艺术治疗属于表达性艺术治疗。来访者通过创造画作，以非语言的形式呈现压抑的情绪情感与冲突，也就是将潜意识的内容视觉化，将抽象具化为心理意象。这一方面可以为心理咨询师 / 治疗师提供足够的真实信息，同时也能使来访者内心获得释放和满足 [23]。

绘画艺术治疗包括绘画者、心理咨询师 / 治疗师和画作三者间的互动和交流过程。治疗目的是发展象征性语言，触及来访者难以意识到的感受，并促进其宣泄和人格整合，进而达到治疗性的效果。

从广义的角度来看，"绘画"即"治疗"。因此，HTP 的施测过程可以使画者把内心冲突投射在画面上、表达情绪和欲望，也属于"绘画艺术治疗"的范畴。

2. 分类

根据所要达到的目的，可分为五类。

（1）宣泄性绘画疗法：排遣郁积在内心的各种负面情绪，如愤怒、嫉妒、悲伤、焦虑等。常用方法是自由作画，投射出画者内心冲突，达到"以情相治"的目的。

（2）消遣性绘画疗法：转移被测者对躯体或心理不适的过度关注，减少因此产生的心身压力。常用方法是临摹静物，缓解紧张情绪。

（3）娱情性绘画疗法：激发内心各种积极情绪，如平和、宁静、喜悦、满足感和幽默等。常用方法是野外写生，表现自然美景，或在漫画创作中体验幽默和轻松。

（4）自我实现性绘画疗法：呈现内心某种意向和愿望，体验自我价值感，整合内心冲突。常用方法是画组图或创造性作品，由此显现出画者的追求、信念、理想与自我价值。

（5）益智性绘画疗法：目的在于开发智力，适用于学龄幼儿或儿童及弱智者。常用方法是速写，训练其在一定时间内简明扼要地刻画对象形体、动作和神态，恰当表达出物象的结构、动态和明暗关系等。

第3节　施测方法

测验准备

1. 测验前准备

工具：白纸、笔（通常采用单色笔，亦可用彩笔）。

2. 测验指导语

房树人测验指导语：

请您用笔在这张白纸上任意画一幅包含"房子、树、人"在内的画，您想怎么画就怎么画，但是请您必须认真，不要采取写生、临摹的方式，也不要用尺子，在时间方面不限，也允许涂改。

期间不再做任何提示。

若画者提出："我不会画画""我没文化 / 没学过画画""可以画点别的什么吗？""可以画两个人吗？"等等，均可鼓励对方想怎么画就怎么画。

若对方坚决拒绝画画（不论是何原因），也不勉为其难。

注意事项

1. 任何心理投射测验都不可能绝对精准

根据心理学基础原理、统计学和临床实践等诸多方法与途径，在参考前辈们已经积累的经验和智慧基础上，笔者总结归纳出后面的详细图解。

但实践中哪种解释更贴切，还需根据作画者的情况具体分析，必要时需向作画者求证。因为，从信息提供的角度，最好的解读者应该是画图者本人。

因此，以"图解"作为基础，加上现实、大量的实践运用，房树人投射测验分析技术就有一定的可行性和可操作性，从而更好的服务于临床实践和心理咨询工作。

2. 绘画投射测验一般用于其他常用心理测验的一种补充

在心理咨询中，心理访谈和心理评估是前期的工作重点。HTP 施测时，画者作画具有任意性和唯一性，心理咨询师/治疗师从构图、笔力、位置和构形等方面进行探索的同时，会结合画者年龄、社会角色和目前心理状态等做最终的分析。HTP 可为心理评估提供线索，可作为动力诊断性访谈，如艾森克人格量表、汉密尔顿抑郁焦虑量表等人格与情绪测量的一种有价值的补充。

3. 不同解析角度/不同解图者，解释有差异

心理咨询与治疗在实践中可大致分为两个取向，分别是资源取向和问题取向。资源取向是指以发掘积极潜能为目标的心理咨询。问题取向是以呈现问题、发现问题、消除或减轻心理问题为目标的心理咨询。后者虽以"心理问题"为切入点，但实践中"以来访者为中心"的态度应贯彻始终，陪伴、鼓励和引导来访者积极面对和解决问题。房树人绘画测验的解析角度，也与心理咨询的实践取向相同，每种解析角度均有不同，每一位解释者的解析亦有差别，难免带有一定的"主观性"。

本书收集的案例以神经内科门诊患者的画图为主，结合临床心理工作中收集的实际信息。因此，笔者的解析角度常常立足于"问题取向"，直接询问画者对其画图的解读或通过了解各种现实中的信息，反过来求证或核实对画图的最初解读是否相对"准确"或"中肯"。

4. 画图解析时的注意事项

1）耐心正确地引导来访者画图

很大一部分人在画图时，会担心画不好，从而拒绝画图，或虽然已引导"不要临摹或写生"，但画者仍采取求全的方法构画，如画简笔画和卡通画等。发现这种情况时，施测者要明确告知画者，画图时不必考虑绘画技巧问题，并要确认画者是否已理解。如画者采取临摹或写生方式画图，那么解图时要首先把这方面考虑进去。

若解释后，来访者仍然应付画图或拒绝画图，则施测者不必再强求对方了。

2）不以单纯解图为目的解图

无论是编写解析图例，还是在实践的运用中，专业工作者都不应以单纯的解图为目的，而应当与临床诊断、心理评估和心理咨询工作相结合。"房树人"这个便捷的工具，可以用来有效地收集信息，快速发现患者问题，并给予画者相应的引导和启发。

3）画面未必反映画者真实的心理和现实状态

下列因素均可能影响画图实际效果：画者早知房树人测验解法、内心的防御及阻抗较强，画者当下心身状态不佳、配合度不高、注意力不集中、临摹、不知该如何绘画、不太愿意画、应付式完成画图任务、环境嘈杂或时间不宽裕等。必要时，可直接询问画者的内心意愿和真实想法。

4）解图需注意的客观情况

同一画者，在不同心理或身体状态的情况下，或不同的环境或时间内，画出的作品可能不同。不同人种、地域和文化以及成长环境，所画出的作品也有差异。此外，画者的绘画水平、年龄和经验增长都会影响到绘画内容[24-25]。所以，解图时应结合个人如上情况进行综合考虑。

5）结合画图时的环境解图

例如，在相同的时间内绘图，环境分别为氛围轻松的咖啡厅和嘈杂诊室时，画作的意义也有所不同。如有可能，解图者尽量在现场观察画者的作画过程。

6）语言委婉，富艺术性、引导性

施测者在解图时，应注意语言的使用。对于画者要先肯定，再指出其不足和有待提升的方面。尽量避免使用"您心胸狭隘""您很自大""您不自信""您行动力匮乏""您的人格有问题""您的思维有问题"等贬义说法。

7）涉及性方面，更需注意言语含蓄委婉

涉及性方面的图画元素，多数情况可不予解释。即使要解释，也要注意言语含蓄委婉，必要时要单独向画者求证。

8）解释者需注意时刻持有谦虚自省的心态

画面所反映的，既可以是人格特征、内心情绪、内心期待和愿望，也可以是画者真实生活中的事物、人物和爱好，以及画者的美术学习背景等。因此，以来访者为中心是很重要的，需结合具体情况，必要时向画者求证。

9）避免武断解图

例如，画者画了一个现在居住的房子，正巧有两个尖房顶。心理咨询师如果武断地解释："您有攻击性"，便与事实不符。必要时，心理咨询师可以向画者委婉或直接询问，所画图中的某些细节具体所指或代表何意。

10）避免追求完美的解图

避免试图百分之百精确解释，避免期望图画能反映画者所有状况或主要状况。画图只是一件辅助工具，无法替代详细、系统的心理访谈，后者更能较准确和全面地了解画者的心理状况和人格特征。

11）不唯书，不唯师；不炫耀，不浮夸

房树人投射测验是一件实践性强的应用工具。长期不用的刀叉亦会生锈，掌握"房树人"要勤于实践，实践出真知。解画者的心态要平和端正，不可有不良目的。也要避免武断生硬的解读，给画者造成"继发性伤害"。

第4节　测验特点

 HTP 优点

1. 简便、快速、易行

HTP 简便、快速、易行，测验内容易掌握，应用领域较宽。对于施测者来说，HTP 测验工具应用简单，施测时间短，测验结果的分析又有相对量化的解释标准，易于掌握。HTP 可以广泛应用在心理测查、临床心理咨询与治疗工作、教育领域和医疗临床工作中。它既作为对社会人群心理健康的普查工具，又可以辅助精神卫生领域的门诊临床进行评估测查，还可以在心理咨询领域中促进自我认知、舒缓负面情绪、调节夫妻关系和亲子关系等。

2. 个别与团体施测

HTP测验可以用于个体，也可以用于50～100人的团体。HTP具有主动性的特点，画者在测验过程中需主动参与，用于团体测验时互动性强，能够大大增加趣味性和成员参与的积极性。例如，清华大学樊富珉教授设计的"突破困境"主题画，广泛应用在压力管理团体辅导中，既帮助被测者认清了自己的真正压力源，又找到了适合自己的解决方法，最后的逐一分享更是让团队成员互相借鉴、共同成长。被测者在创作过程中梳理和疗愈自己，完成的画作又呈现出潜意识内容，帮助被测者进行自我觉察、澄清思路和情感。随后进行的分享，则是内心的第二次整合过程，而团体成员不带评判态度地倾听被测者的分享，既给被测者提供了温暖和支持的力量，也增加了被测者自身看待世界的角度和维度。

3. 单次与多次施测

HTP可以对个体进行单次测验，也可以对同一对象多次施测，以便纵向比较。重复施测基本不会影响测验结果、不会导致练习效应，且纵向施测可以观察个体的心理变化，用于心理评估与统计研究。

4. 真实反应，规避阻抗

测验具有非语言性特点，更真实反映被测者心理状态，规避阻抗。比起问卷测验，HTP对被测者文化水平没有要求，本身的趣味性隐蔽了测试目的，被测者不会受语言暗示，并且有效避免了在语言化过程中出现心理特征扭曲，可以更真实地反映被测者的心理特征和潜意识内容，具有消除防御的作用。

5. 通常没有副作用

多数情况下，心理测验之前，施测者不了解被测者是否有重大的未被处理的创伤体验。绘画的优势在于绘画本身没有副作用，有效避免在测验中造成被测者的再次心理创伤，且被测者的创伤内容多数时候会被"投射"到画面中，以便施测者发现潜在的心理问题，为此后的心理访谈和评估做好铺垫。

6. 具有一定的重复性

让同一被测者多次进行"房树人"测验，多数情况风格较为一致，细节和内容可能有变化。

HTP 应用

1. HTP 在不同年龄阶段个体心理咨询中的应用

儿童的语言功能处在发育之中，这对心理咨询工作会造成不便，绘画是儿童最喜爱的表达方式之一，有助于弥补其语言交流不畅的问题。这项测验一开始是作为智力测验的辅助工具开发而来，任务是画一间房子、一棵树和一个人，因为这三个物体是每一个儿童熟悉的，可以诱发他们有意识的或无意识的联想[2]。此外，儿童在经历创伤事件后，会处在应激状态，表现出情绪不稳定或无法准确表达感受，而以 HTP 为基础的儿童绘画治疗，可对心理危机干预、家庭冲突、适应障碍、学习困难等问题起到很好的咨询效果。

在成年来访者的个询中，HTP 常用于前期心理评估。HTP 分析可帮助来访者呈现如情绪困扰、夫妻关系、职业发展和自我成长等具体问题。对于存在明显阻抗的来访者，HTP 能更真实反映来访者心理状态，有助于咨访关系的建立。

对于老年人，尤其是情绪和身体状况不佳的来访者，HTP 可帮助其快速呈现主要心理问题，如衰老死亡恐惧、退休后与患病后适应不良等，从而促进咨询关系建立，使单位咨询时间得到更有效地利用。但在实际工作中，老年人群画图的动力相对弱，常常以视力不好、画不好为由表示拒绝。

2. HTP 在团体治疗中的应用

在心理治疗团体的建立初期，通过每个成员都画一幅"房树人"并分享和讨论的方式，可以让大家在活跃的气氛中互相了解，快速帮助成员减少对团体的防御心理，建立良好的团体治疗关系。在团体治疗中期，HTP可通过成员协同绘画，呈现团体无意识动力，进行更深的治疗工作。团体治疗后期，可从成员单独的绘画作品和初期的作品进行联系和纵向比较，帮助成员看到自己在团体中的成长与改变，表达对团体的领悟和感受。

3. 房树人绘画投射测验在医疗工作中的应用

国内的研究已尝试和探索将 HTP 应用于一般心理问题、心理障碍、精神分裂症治疗及心理危机干预中[8-11, 26-27]。国内外研究均表明，绘画艺术疗法对于精神分裂症患者有治疗作用，如缓解精神症状、促进自我概念提升及改善社会功能[28-29]。此外，绘画艺术疗法在减轻情绪和躯体症状方面也有独特的作用。例如，有助于改善癌症患者的情绪并缓解疼痛[30]。

HTP 因可以快速了解被测者人格倾向和目前情绪状态等心理特征，作为一种便捷的人格测验，可以应用于大众心理健康普查，也可以辅助心理、心身和精神相关病症的识别和诊断。HTP 目前虽在我国一线教育工作中有较广泛的应用，但在医疗机构的临床工作中，迄今并没有系统成熟的应用经验和总结。

在医院临床工作里，患者初诊时，医务人员将 HTP 和访谈相结合，有助于快速评估患者的心理状况和性格特征，探索患者的心理问题原因，辅助医患沟通。且对于存在心身相关疾病的患者，可以帮助他们有效理解自己的躯体不适和心理状态的关系，从而增进对医疗诊断和治疗的信任感和依从性。

笔者在神经内科从事临床工作 30 余年。在神经内科、心内科、呼吸科、消化内科等科室，都会见到很多失眠、焦虑抑郁、癔症、躯体化症状和人格障碍等疾病的患者，但是很多人不认为自己有心理问题，而相信自己罹患了某种器质性疾病。如何评估来访者的性格、心理状态以及如何和他们快速建立关系，让他们明白自己的问题来源何处，这时就可以用到 HTP 或其他心理学技术。

在笔者的经验中，在两种情况下，往往会比较多地运用到绘画投射测验、站位游戏、角色扮演。一种是，患者处于阻抗状态或不善表达，又没有足够的时间去做初始访谈建立关系，这时绘画测验可能会事半功倍。另一种情况是，当患者语言表达能力欠佳时，尤其是对于儿童，常常可以采取绘画的方式。让他们边画边解释说明，表达出自己的内心想法和美好愿望。也可酌情应用站位游戏和角色扮演，使患者快速呈现其独特的身体语言及感受某些潜在的负面情绪。

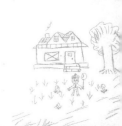

房树人绘画投射测验解析

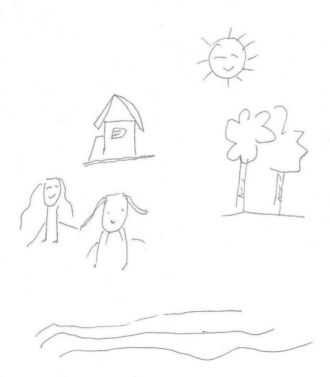

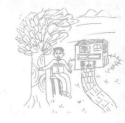

第 1 节　整体解析

画面整体印象如何？

画面的主要感觉是什么？

画面的感觉是温暖的还是冰冷的？

画面是否有情节和情感的表达？

画面简单或复杂？清晰或混乱？饱满或单薄？

整体感

　　整体简单与复杂；画面单薄与饱满；线条流畅与繁复；情感平淡与强烈（如图 2-1，图 2-2）。

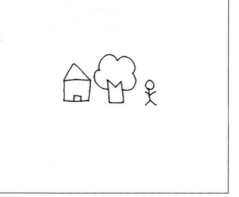

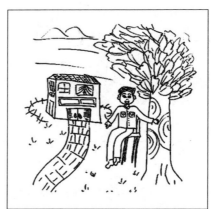

图 2-1　简单、单薄、流畅、平淡　　　　图 2-2　复杂、饱满、繁复、强烈

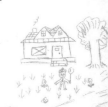

用色单一与丰富；画面冷调与暖调；构图平面与立体；情节平淡与明显（如图2-3，图2-4）。

房树人

绘画投射测验——临床应用实践手册

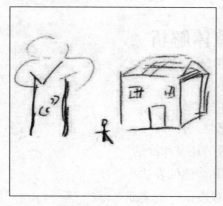

图2-3　单一、平面

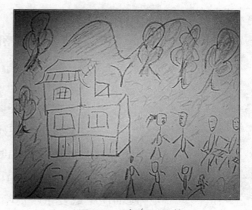

图2-4　丰富、立体

径深

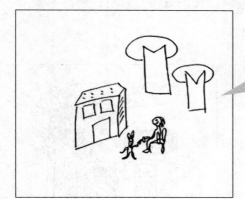

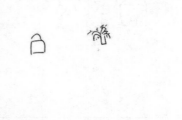

图2-5　远近适合

　　提示：现实感强，与环境相协调。

图2-6　画面分离过远

　　提示：逃避现实，或厌世倾向；不安全感；情感淡漠。

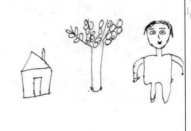

图 2-7　画面无远近感

提示：缺乏行动力；协调现实环境的能力偏弱；心理年龄不成熟。

大小

大图

大小适中图

小图

图 2-8　画面比例图

图 2-9　画面过小

提示：画面＜1/9 纸说明画者自我评价较低的倾向；不适应环境，自我抑制；拘谨、腼腆和害羞的心理倾向；缺乏安全感；情绪低落；有退缩的倾向。

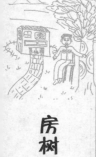

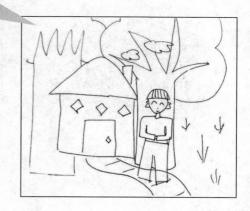

图 2-10　画面过大

提示：画面 2/3 纸说明画者自我评价过高；强调自我的存在；攻击性倾向；因为内心的无力感而表现出的外在防御机制；内心情绪化、躁动的表现。

位置

　　如图 2-11 所示，上为天，下为地。天代表高的目标，地代表依靠。靠近"天"画，易空想、幻想，有高目标；靠近"地"画，提示缺乏安全感，较为依赖。图 2-12 为格鲁尔德（Grunwald）的空间象征图示。[31]

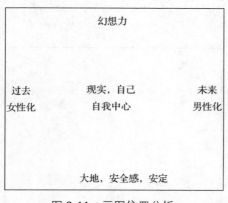

图 2-11　画图位置分析

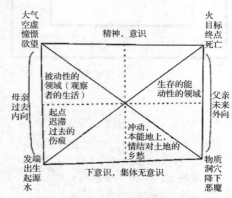

图 2-12　格鲁尔德的空间象征图示

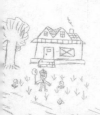

图 2-13 画在正中心
（成年人画）

提示：内心不安全感、
努力维持内心平衡、理性控
制自己。

图 2-14 画在正中心
（儿童画）

提示：以自我为中心、
不客观地感知外界环境。

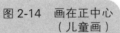

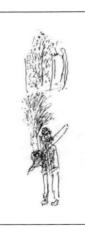

图 2-15 画在左侧
提示：过去、母性、感性、
自我意识。

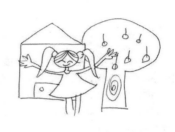

图 2-16 画在右侧
提示：未来、父性、理性、
客观意识。

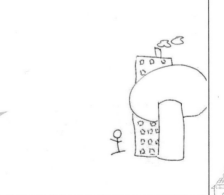

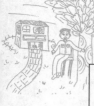

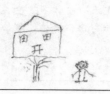

图 2-17　画在下面

提示：此方位象征大地、归属、本能和安全感，提示画者寻求安全感；悲观的态度和较低的可塑性；有时也代表匮乏感与失败。

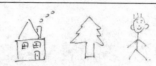

图 2-18　画在上面

提示：此方位象征天空、幻想、难以接近的感受，提示画者内心愿望、抱负以及目标，通常象征较高的期待，或代表积极乐观；有时也提示不稳定和盲目的心态。

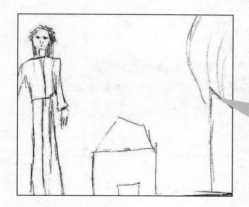

图 2-19　"房、树、人"各与一边纸的边缘相接

提示：缺乏安全感；依赖；独立性差。

图 2-20　处在纸最下部

提示：自卑，缺乏安全感；依赖与逃避；内心恐惧和不接纳现实。

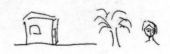

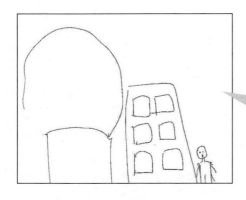

图 2-21　被纸的下边缘切断

提示：内心冲动易怒，却常常压抑自己，害怕表达。

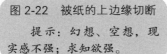

图 2-22　被纸的上边缘切断

提示：幻想、空想，现实感不强；求知欲强。

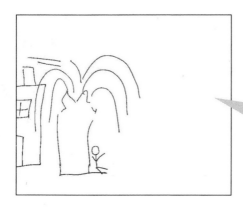

图 2-23　被纸左边边缘切断

提示：过去未被处理的创伤体验；对未知恐惧；内心冲突；固执与依赖。

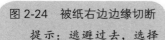

图 2-24　被纸右边边缘切断

提示：逃避过去，选择性遗忘；恐惧害怕的心情；人际关系和环境适应不良。

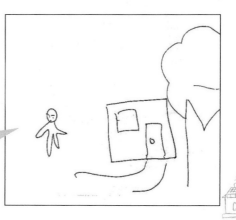

形式细节

1. 用笔力度

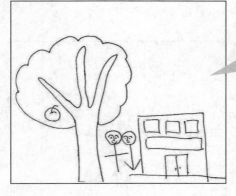

图 2-25　笔压均衡有力

　　提示：理性敏锐；自信；果断。

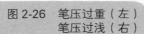

图 2-26　笔压过重（左）
笔压过浅（右）

　　前者提示：紧张、有压力、自满、精神动力高。后者提示：自卑、抑郁、心理缺陷、精神动力低。

　　笔压一会重一会浅：情绪不稳定。

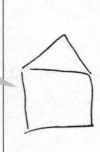
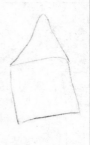

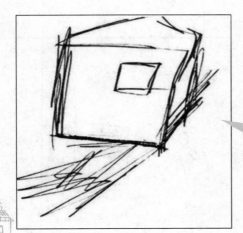

图 2-27　非常重的笔迹或反复描记

　　提示：内心紧张、防御心重、强迫倾向、人格障碍倾向、可疑的精神障碍。

房树人

绘画投射测验——临床应用实践手册

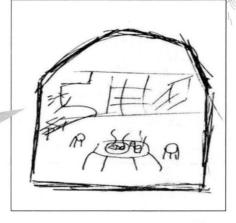

图 2-28　轮廓线浓重，内部线轻

　提示：努力整合子人格、对内心焦虑有较全面的认识。也提示内心防御强、脆弱，渴望有外在的保护。

2. 线条

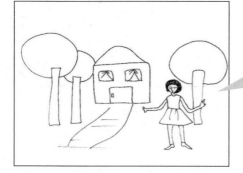

图 2-29　线条柔和圆润

　提示：男性画象征性格温和内敛，环境适应能力强；女性画象征温柔友善，乐于付出。

图 2-30　线条简洁流畅

　提示：积极大方；思维活跃；行事利落。

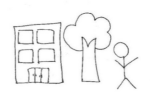

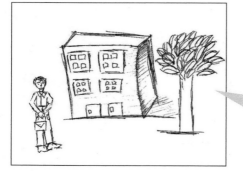

图 2-31　线条繁复

　提示：追求完美；自我否定；超我的象征，具有强迫倾向。

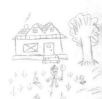

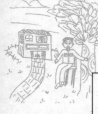

房树人

绘画投射测验——临床应用实践手册

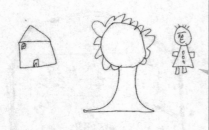

图 2-32　长的线条

　　提示：强调自控能力；压抑。

图 2-33　短的线条

　　提示：冲动性；思维不流畅；能量不足。

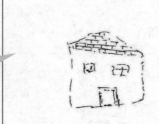

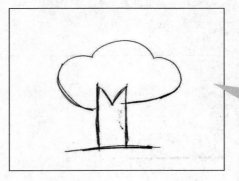

图 2-34　粗重的线条

　　提示：力量感强；内心满满的情绪，多思虑。

34

图 2-35　纤细的线条

　　提示：能量不足，偏温和羸弱，渴望支持和支撑。

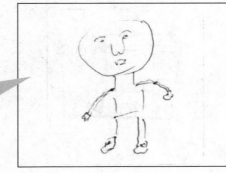

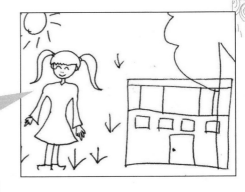

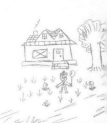

图 2-36　连续的线条

提示：有韧性；情绪控制力强；自控能力强。

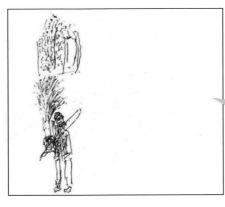

图 2-37　断续的线条

提示：懒惰；冲动；能量消散。

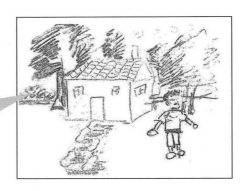

图 2-38　强调横向线条

提示：无力感；恐惧，有压力；自我保护倾向；女性化特征。

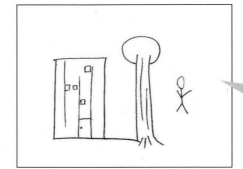

图 2-39　强调纵向线条

提示：自信、果断；有较强的权力欲；男性化特征。

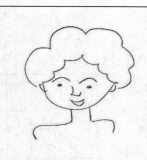

图 2-40　强调曲线

　　提示：反权威，厌恶常规和管教；在意外在的形式。

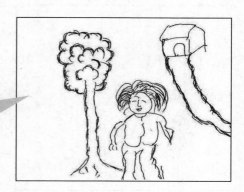

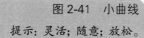

图 2-41　小曲线

提示：灵活；随意；放松。

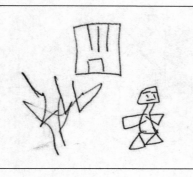

图 2-42　线条僵硬

　　提示：固执或者攻击倾向；感情隔离或匮乏。

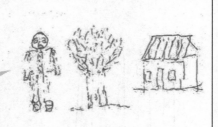

图 2-43　不断改变笔触方向

　　提示：缺乏安全感，能量偏低，自我意识弱。

作画顺序与过程

分析先画了什么，后画了什么，是否反复修改，花费了多长时间等。

最先着笔的部分：可能是作画者最关注的方面。如图 2-44 所示，人物最先着笔，人物代表自己，笔触最多，描绘漂亮。提示：有自恋倾向，以自我为中心，追求外在形象，情绪化。

如图 2-45 所示，房子最先着笔，且人在房子里面，树在房子后面，提示依恋家庭，缺乏安全感。

同时作画过程费时却绘图简单：表明画者不愿意袒露自己，思虑过多。

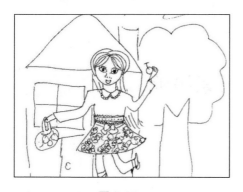

图 2-44

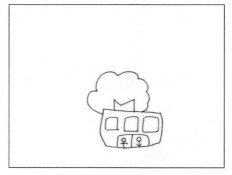

图 2-45

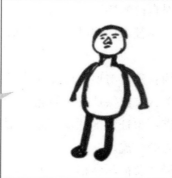

图 2-46　涂涂抹抹的痕迹

提示：优柔寡断、追求完美；对自己不满或者情绪焦虑，也可能是隐藏真实的自我。

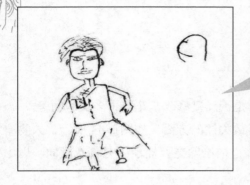

图 2-47　对画不满

提示：撕掉图画，代表对自身
现状的不认可；在不满意的画稿上
继续作画，提示可以接受挫折并加
以努力；画好后又重复再画，说明
对自身某些现状不认可或内心犹豫
不决；若要求换纸，可能是对作品
真实性感到惊讶，要重新画的目的
可能是掩饰的过程。

在对来访者进行多次 HTP 测验时，画中不变的部分投射的是性格特征、
人格和智商等稳定的方面，变化的部分投射的是情绪、自我发展等不稳定及
存在变数的方面。

第 2 节　元素解析

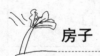

房子

房子象征对家庭关系的态度、情感与看法以及在家庭中的自我形象。
通过屋顶和门窗等，反映人际沟通和情绪表达特点。

门：象征潜意识中的人际关系，个体的主动沟通态度，以及家庭与成
长环境对自己的接纳。

窗：象征人的眼睛，提示接收，象征与人被动接触的方式，内在的防
御状态。

屋顶：象征与现实环境的关系。

墙壁：象征保护自我的能力。

烟囱：象征性的适应问题，阉割焦虑，同一性——自我认同感，也象
征与外界的交流。

楼梯：象征与性相关的内心活动。

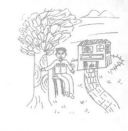

道路：象征愿意与人交往，面临的选择和方向。

各种附加物：与环境关系和象征化意义。

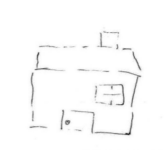

图 2-48　房屋线条断续

提示：易怒、缺乏耐心；成长中的分离焦虑；对家庭的不认可。

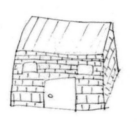

图 2-49　绘制墙壁详细

提示：对外界事物观察仔细；较敏感多疑、防御心重；内心顽固。

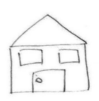

图 2-50　尖房顶

提示：常规画法无明显倾向；或遇挫易怒；攻击性。

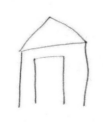

图 2-51　房屋无地面线

提示：顺从的、不切实际、不稳定、立场不坚定。

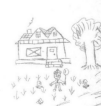

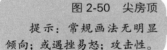

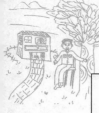

房树人

绘画投射测验——临床应用实践手册

图 2-52 屋顶较大

提示：对自我认可度高、自满倾向；处事主动热情、目标感及野心高；易有幻想。

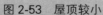
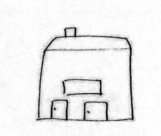

图 2-53 屋顶较小

提示：如儿童画则正常；如学龄前以上人群画，提示心智不成熟，心理发展缓慢。

图 2-54 房顶内收平整

提示：社会化程度高，处事圆滑；关注自我内心感受。

40

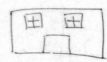

图 2-55 平房顶

提示：根据具体房子画法而定，简易房子如画平房顶，通常象征抗压力较低；单一的思维倾向。

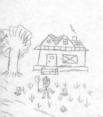

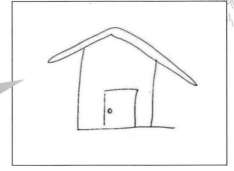

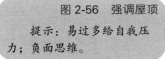
图 2-56 强调屋顶

提示：易过多给自我压力；负面思维。

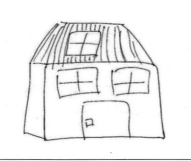

图 2-57 屋顶天窗

提示：自我审视；压抑；渴望被理解。

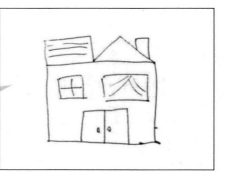

图 2-58 房子正面

提示：常见的画法，无特别指示倾向，与图画整体配合解析。

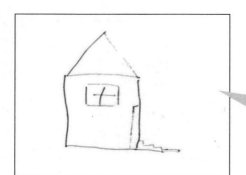

图 2-59 房子侧面

提示：人际距离感，隐匿情绪情感；敏感；被动。

第 2 章 房树人绘画投射测验解析

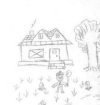

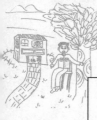

房树人

绘画投射测验——临床应用实践手册

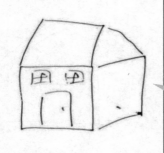

图 2-60 房子右侧面

提示：反权威的心理；对外来生活发展的关注与渴望。

图 2-61 房子左侧面

提示：成长中受女性影响较大；压抑的情绪情感；负罪感。

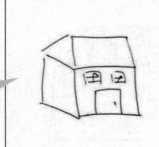

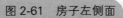

图 2-62 两层楼

提示：现实中的房子，无特别倾向；或象征思维活跃；好胜心强。

图 2-63 画楼房

提示：自恃智商较高；目标远大，或不切实际的目标。

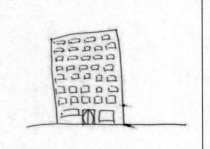

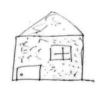

图 2-64　外墙污渍

提示：成长中的创伤、焦虑抑郁情绪状态；压力。

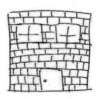

图 2-65　墙壁画为砖块

提示：内心封闭；好面子；较强的防御；压抑。

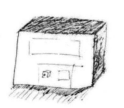

图 2-66　墙面或屋顶的阴影

提示：压抑倾向、内心依赖、处事被动、敏感多疑；对自己缺乏客观全面的评价、看重外界评价。

图 2-67　房屋简单

提示：常见画法，无明显倾向；或现实感强、理性；严谨；性格保守内向；处事中规中矩。

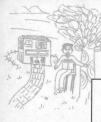

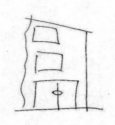

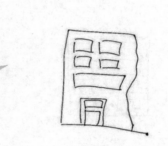

图 2-68　左墙线条不规则

提示：压抑，脆弱；可能存在未被处理的冲突。

图 2-69　右墙线条不规则

提示：环境适应不良；对未来发展信心不足。

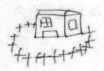

图 2-70　房屋围墙

提示：内心防御、不安全感；逃避人际交往。

图 2-71　房屋被树遮挡

提示：对父母依赖强烈或关系密切、独立性差；易夸大事实。

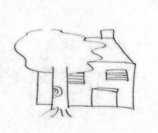

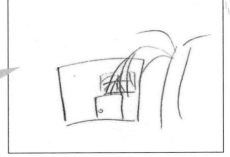

图 2-72　窗户被挡住

提示：回避他人评价；恐惧公开内心的秘密，也在意他人看法。

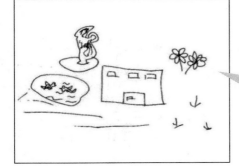

图 2-73　房屋周围的花草庭院

提示：心理发展缓慢；以自我为中心；浪漫和轻松的氛围；趋乐避苦。

图 2-74　合理的道路

提示：人际交往流畅自然，对现实有客观认识。

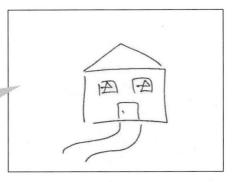

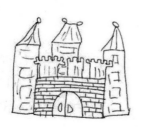

图 2-75　城堡样房子

提示：理想主义；现实中存在财富方面的焦虑；防御心重；难以听取不同意见。

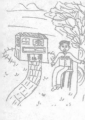

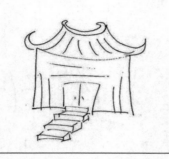

图 2-76　寺院样房子

提示：宗教背景；自我反思；失望无奈的情绪。

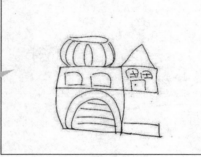

图 2-77　怪异的房子

提示：想象力强或脱离现实。

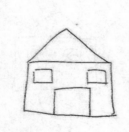

图 2-78　大门

提示：人际交往主动；渴望被关注和理解、依赖外界。

图 2-79　对开门

提示：渴望伴侣；严谨的态度。

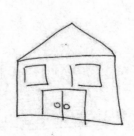

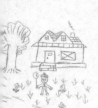

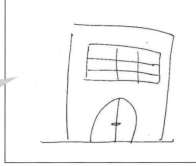

图 2-80　门阴户状

提示：性别认同；性欲望；享受。

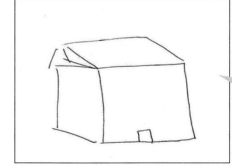

图 2-81　门小

提示：内向；人际交往被动；难表达内心情绪情感。

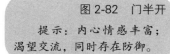

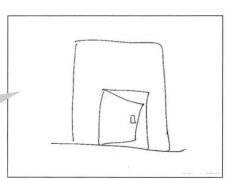

图 2-82　门半开

提示：内心情感丰富；渴望交流，同时存在防御。

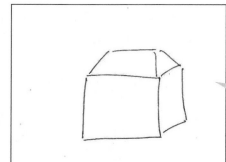

图 2-83　没有门

提示：内向、心理防御；回避与他人接近；退行心理。

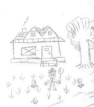

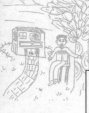

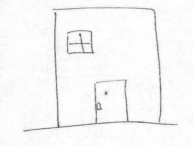

图 2-84　门上窥视孔

提示：谨慎；怀疑。

图 2-85　门没有把手

提示：主动表露内心的
意愿弱；强调隐私。

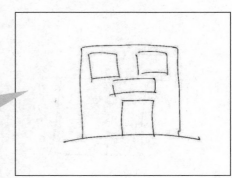

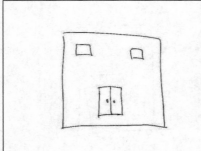

图 2-86　门悬空

提示：骄傲自满；自我
夸大；或有自恋障碍倾向。

图 2-87　侧门

提示：内心防御；固执；
或对家庭不认可。

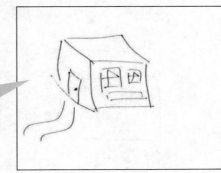

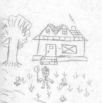

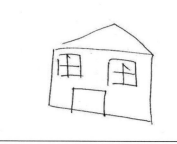

图 2-88 "十"字窗户

提示：常见的画法，无特别指示倾向，与图画整体配合解析。

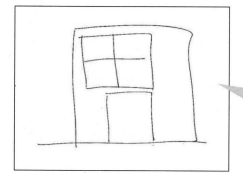

图 2-89 单扇大窗户

提示：与外界沟通愿望较强；期待被理解。

图 2-90 窗户多扇

提示：强烈渴望沟通；或有炫耀心理。

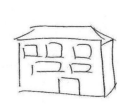

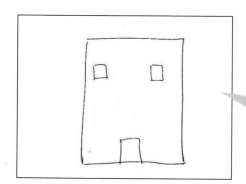

图 2-91 小窗户

提示：害羞；选择性地接受外界信息。

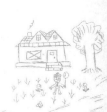

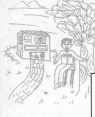

房树人

绘画投射测验——临床应用实践手册

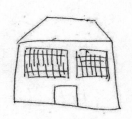

提示：成长中的不安全感、难以接受他人的关心、自我防御过重。

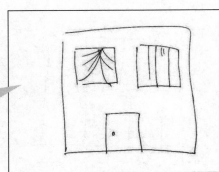

图 2-93　窗帘

提示：寻求美感，选择性的自我暴露；如窗帘完全遮住窗户，则提示内心中有秘密或自我隐藏。

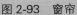

图 2-94　百叶窗

提示：较强的防御；退缩；低落的情绪。

图 2-95　窗户方形圆形掺杂

提示：现实与理想的距离感；内心存在的冲突。

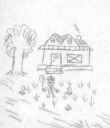

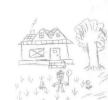

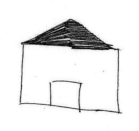

图 2-96　屋顶涂黑

　提示：压抑、沉重；有心理负担。

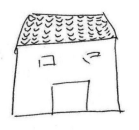

图 2-97　瓦片描绘细致

　提示：追求完美、正直；固执、守旧；也提示有压力。

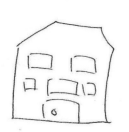

图 2-98　屋顶墙壁连接

　提示：人格障碍倾向；人格发育不成熟倾向。

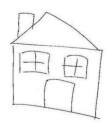

图 2-99　烟囱在左侧

　提示：情绪宣泄通道的表现；性渴望；男性画，可能象征与女性的关系，大致正常。

第2章　房树人绘画投射测验解析

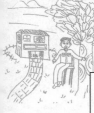

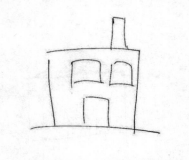

图 2-100　烟囱在右侧

　　提示：性压抑；如男性画，存在阉割焦虑。

图 2-101　烟囱在中间

　　提示：较强的性压抑；或性变态倾向。

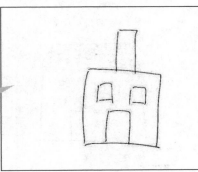

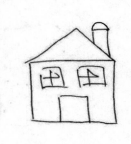

图 2-102　烟囱像阴茎

　　提示：性欲；渴望情爱；也象征交流。

图 2-103　强调烟囱

　　提示：缺乏温暖、不自信；阉割焦虑、对性的关注。

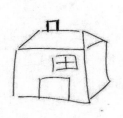

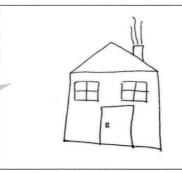

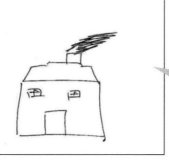

图 2-104 烟囱竖着冒烟

提示：性或性欲方面正常；也代表渴望与外界交流。

图 2-105 烟囱浓烟

提示：性欲旺盛或对性能力的焦虑；未化解的家庭矛盾；内心焦虑和冲动情绪。

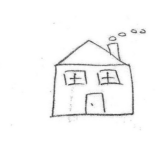

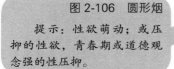

图 2-106 圆形烟

提示：性欲萌动；或压抑的性欲，青春期或道德观念强的性压抑。

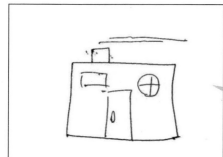

图 2-107 烟囱横着冒烟

提示：性压抑；不满足。

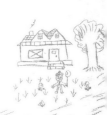

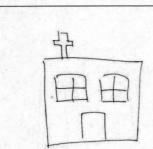

图 2-108　十字状的烟囱

提示：与宗教信仰有关。

图 2-109　门被物挡住

提示：防御心重；厌世逃避倾向；谨慎；外在行为被动。

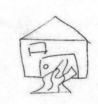

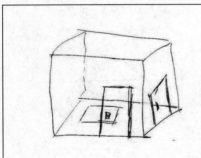

图 2-110　墙透明

提示：人际边界不清晰；易被他人侵犯或随意侵犯他人的精神自主领域；自我审视意识强（被动居多）。

图 2-111　房子盒子型

提示：规则意识强，较真，盲从倾向；呆板，缺乏灵活性。

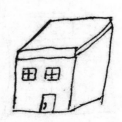

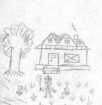

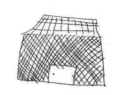

图 2-112 格子过多
提示：较强心理防御；明显强迫倾向，虐待倾向。

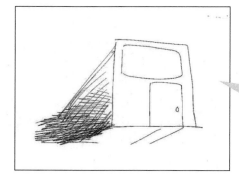

图 2-113 左侧墙壁阴影
提示：与过去相关；与内心未被处理的情结相关；与母性有关。

图 2-114 右侧墙壁阴影
提示：与未来相关；面对未知的不确定性存在恐惧心理；也可能与父性有关。

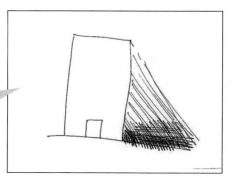

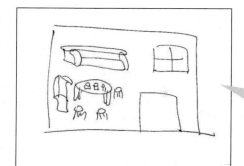

图 2-115 强调客厅
提示：注重人际关系；重视家庭氛围；喜欢社会交际。

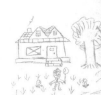

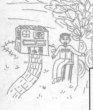

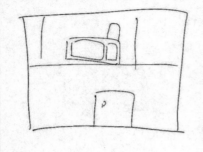

图 2-116　强调卧室

　　提示：注重家庭生活和私生活；渴望休养生息。也可能是渴望两性关系。

图 2-117　强调厨房餐厅

　　提示：享受生活；被爱的需求。

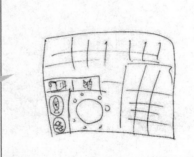

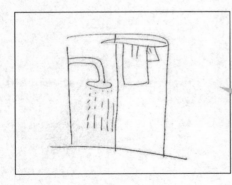

图 2-118　强调浴室

　　提示：洁癖倾向；可询问画者的解读。

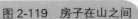

图 2-119　房子在山之间

　　提示：寻求依靠；山峰圆形提示与母性相关，尖山顶提示与父性相关，或象征攻击性。

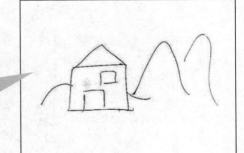

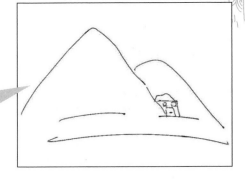

图 2-120　房子在山或岛上

提示：喜欢独处；内心孤独；社会退缩；或清高，孤芳自赏；或寻求庇护。

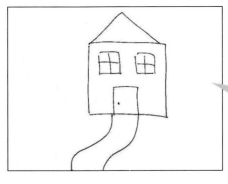

图 2-121　恰当的道路或台阶

提示：人际关系处理能力强；圆滑。

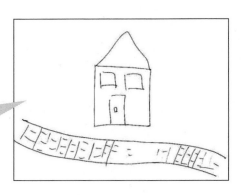

图 2-122　门前有道路

提示：面对他人接近十分谨慎。

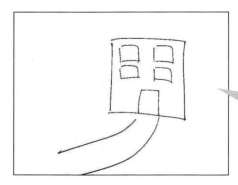

图 2-123　通向左侧的道路

提示：注重家庭和友谊；回忆。

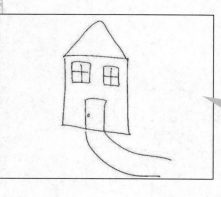

图 2-124　通向右侧的道路

　　提示：注重新朋友；奋斗阶段；注重学业事业；对未来的憧憬。

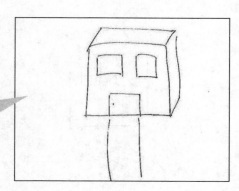

图 2-125　通向前方的道路

　　提示：注重现实，讲求公平；内心动力较强。

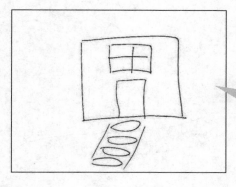

图 2-126　道路上有石子

　　提示：自我掩饰，或步伐沉重。

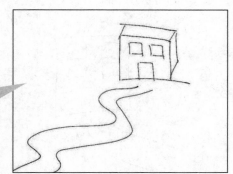

图 2-127　蛇形道路

　　提示：情绪不稳定；或性不满足。

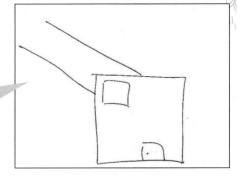

图 2-128　道路在房子后面

提示：预留后备方案；回避。

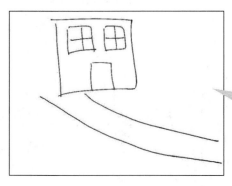

图 2-129　无法通向门的道路

提示：渴望沟通，但防御强，存在不安全感，纠结和矛盾心理。

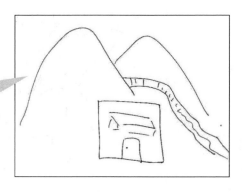

图 2-130　道路在山上

提示：寻找捷径或出路。

 树

树象征个体生命的发展，提示自我形象和成长轨迹，同时反映与环境之间的关系（如图 2-131[31]）。

树的类型：象征生活态度、人格倾向。

树冠树枝：代表精神机能，象征个体个性；心理发展趋势、内心平衡状态；与外界环境的关系；感性。

果实：象征心理成熟程度；以及现实欲望、目标、期待、事业。

树干：代表生活中的情绪，象征成长和生命力、心理能量；情绪表达通道、个体与环境之间的协调性；理性；人格的完整性。

树皮：象征接触外界的部分。

树干的伤痕：象征固着的心理创伤体验，或内在负面情绪。

树根：代表本能及无意识行为，象征幼年期的情感体验；安全感。

各种附加物：与环境的关系和象征化意义。

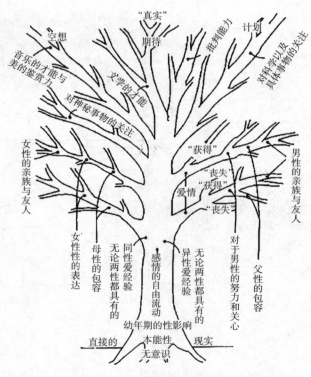

图 2-131　个体与环境的关系

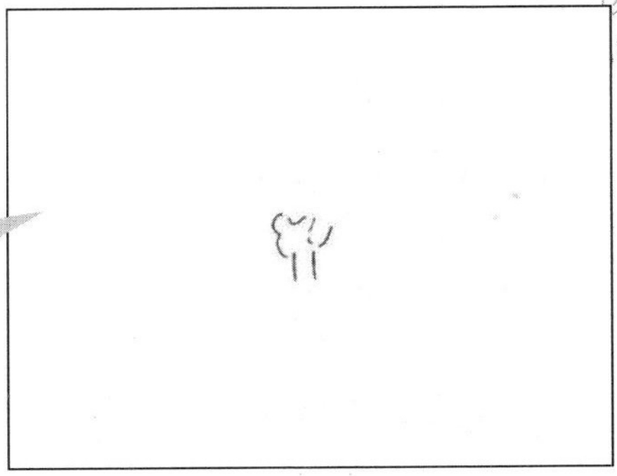

图 2-132 树过小

提示：心理能量弱、自卑；内向；有抑郁倾向。

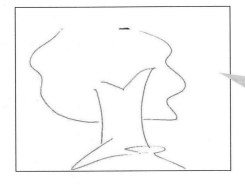

图 2-133 树过大

提示：内心脆弱而表现出的外在防御机制；情绪化的表达方式；自我膨胀；一心追求理想、不切实际的幻想。

图 2-134 先画树冠再画其他部分

提示：用外在伪装的平和隐藏内心强烈的冲突；精神层面的追求和情绪、自我认识的冲突。

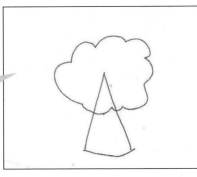

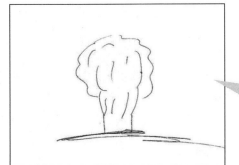

图 2-135 先画地面再画树

提示：缺乏安全感、依赖性强。

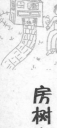

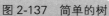

图 2-136 画树笔力轻

提示：不自信、自卑所致的张扬的表现；好胜心强、行动力较差。

图 2-137 简单的树

提示：常见画法无明显倾向；或与现实连接紧密；务实、理性的思维；生活有井然的计划性；干脆利落；有时也象征缺乏创新和想象力。要配合全图来解读。

图 2-138 复杂的树

提示：追求完美；关注细节；在意目标或外在评价。

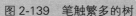

图 2-139 笔触繁多的树

提示：追求完美；关注细节；多思多虑；秩序性强；有强迫倾向；在意外在评价。

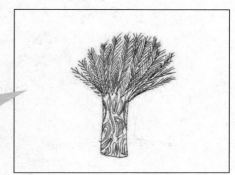

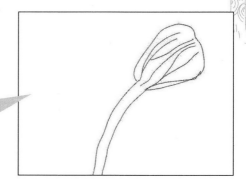

图 2-140　树向右倾斜

提示：与父性关联；压力承担能力较弱；依赖他人、内心易受环境影响；不稳定性。

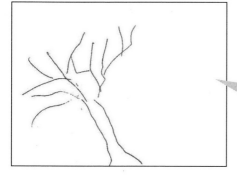

图 2-141　树向左倾斜

提示：与母性关联；感性；关注过去；不稳定性。

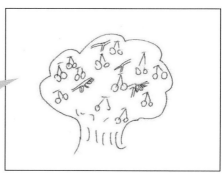

图 2-142　漂亮细致的树

提示：注重外在形象及颜面；抽象思维及思维发散能力强；富于幻想；追求完美；目标多且杂。

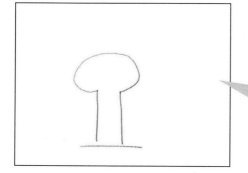

图 2-143　单一线条的树

提示：抑郁情绪；弱小；环境适应性差；或随性；或应付作画。

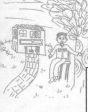

图 2-144　树干底部垂直封闭

提示：常见画法，象征随遇而安；务实、理性；自我控制。

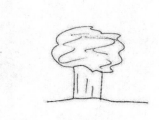

图 2-145　树根紧挨地平线

提示：常见画法，象征寻求安全感、依赖；注重客观现实世界。

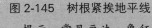

图 2-146　无地平线

提示：不拘小节、随性的生活状态；安于现状；不习惯墨守成规地处事。

图 2-147　地平线于树根之上

提示：不自信；难以脚踏实地、对现状无清晰地认识；寄托于未来的空想；与现实不协调。

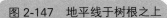

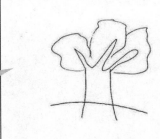

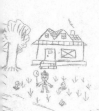

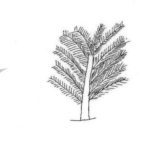

图 2-148　被整齐修剪的树
　　提示：对自身要求严格；保守；追求完美；认同权威；强迫倾向。

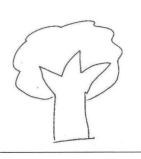

图 2-149　树干树枝连接且中空
　　提示：常见画法，象征能量流动通畅；或情绪波动；感性。

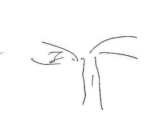

图 2-150　枯树
　　提示：人际适应力差；心理能量不足；失落抑郁情绪；有轻生的倾向。

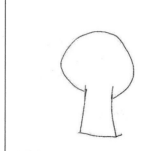

图 2-151　树干与树冠 1:1 的比例
　　提示：树干象征理性和成长，树冠象征感性和自我意识，此比例画树代表较和谐稳定的人格心理状态。

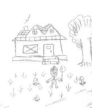

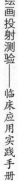

房树人

绘画投射测验——临床应用实践手册

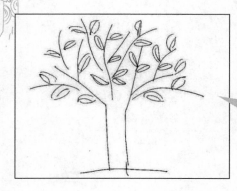

图 2-152　开放式树冠

提示：直率、爽快；有时可能冲动、莽撞。

图 2-153　封闭式树冠

提示：选择性的释放；自我保护性强，注重内心平衡性。

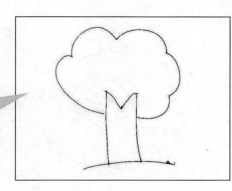

图 2-154　过小的树冠

提示：如学前儿童画属正常情况；如学龄儿童画，怀疑有发育方面的障碍；如成年人画，提示心智幼稚、心理能量弱；如老人画则常见。

图 2-155　过大的树冠

提示：自信或骄傲自负；自恋倾向；相信自我主观评价；批判意识；率性、行动力强且有时不计后果。

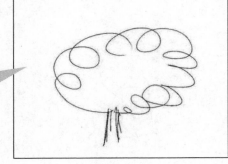

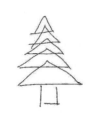

图 2-156　尖形树冠

提示：遇事易怒；或被压抑的攻击性。

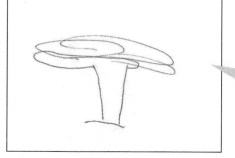

图 2-157　树冠扁平

提示：现实的压力大；未能独立的生活状态；被压抑的情绪。

图 2-158　曲线状树冠

提示：常见的画法，象征灵活性；人际关系融洽；感性。

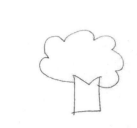

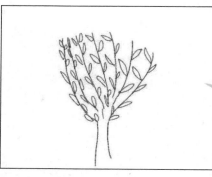

图 2-159　树枝路径简洁明确

提示：务实灵活；条理和计划性强。

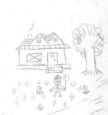

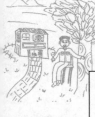

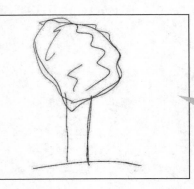

图 2-160　树冠呈桃心形

　　提示：循规蹈矩；可能缺乏创造性。

图 2-161　线条粗且混乱的树冠

　　提示：生活经历较多；事业心强；内心复杂、内在混乱；压力重。

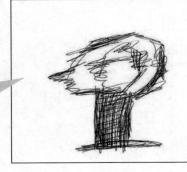

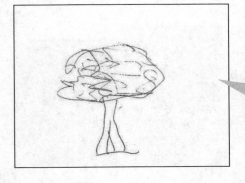

图 2-162　线条细且混乱的树冠

　　提示：情绪波动大；现实缺乏规划和稳定性；感情用事。

图 2-163　单线条且凌乱的树枝

　　提示：想法多且方向不明确；性格人格缺陷倾向。

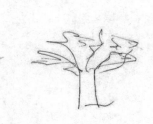

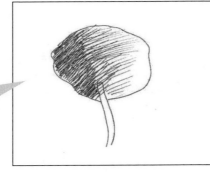

图 2-164　树冠画阴影

提示：内心封闭；敏感多疑；内心过多的压力；左侧的阴影也象征与过去或与母性关联。

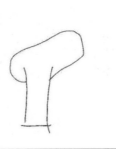

图 2-165　树冠右上侧倾斜

提示：理性务实；在现实生活中脚踏实地；具有批判精神；或爱挑剔。

图 2-166　树冠右下侧倾斜

提示：受童年影响较重；易感到压力和无力；逃避远大追求；希望摆脱约束而向往自由。

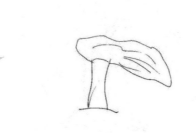

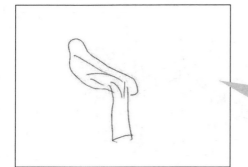

图 2-167　树冠左上侧倾斜

提示：关注过去；感性；创造性。

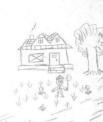

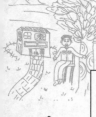

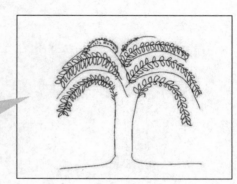

图 2-168　树冠左下侧倾斜

　　提示：被创伤经历所影响；谨慎；对未来缺乏信心。

图 2-169　树冠树枝下垂

　　提示：心理能量减退；心理发展迟滞；内向孤僻、压抑、抑郁情绪；优柔寡断；对现实的不满。

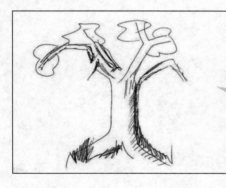

图 2-170　树枝折断

　　提示：创伤；失败沮丧；漂泊感。

图 2-171　树枝比树干粗

　　提示：缺乏滋养；精神层面活跃，情感层面匮乏；不稳定感。

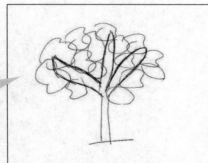

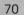

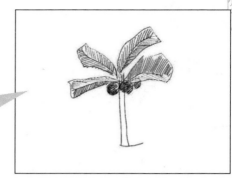

图 2-172 椰树样树冠
提示：内在情绪强烈，外在掩饰平静；对细节和成果的渴望。（注意结合画者现实情况，如居住地不同。）

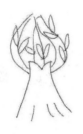

图 2-173 向心的树枝
提示：中立的；目标感强；内心稳定不易受环境影响。

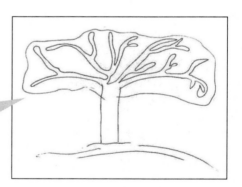

图 2-174 放射的树枝
提示：情绪不稳定、易急躁冲动；表达直接；感性；任性；耐性差。

图 2-175 描绘树枝树叶刻板
提示：对外界事物信息捕捉不敏锐；固执；内心丰富，渴望外界接触和表达，但事与愿违。

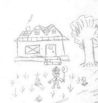

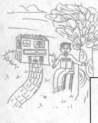

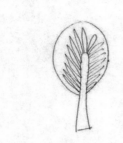

图 2-176　树枝对称

提示：谨慎，条理性强；压抑，强迫倾向。

图 2-177　枯枝上的花芽

提示：心理状态在往积极的方向发展；心理创伤愈合期；渴望愈合和新生。

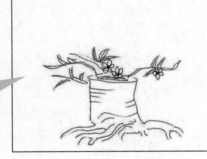

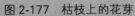

图 2-178　有花朵的树

提示：被溺爱的成长经历；幼稚；心理发展迟滞；自恋倾向；追求外在的形象和评价；唯美。

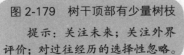

图 2-179　树干顶部有少量树枝

提示：关注未来；关注外界评价；对过往经历的选择性忽略。

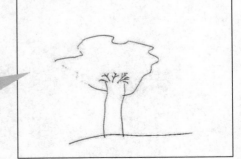

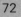

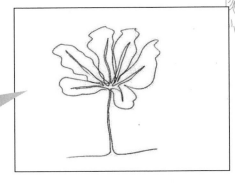

图 2-180　树干纤细

　　提示：心理发展受阻；动力不足；不稳定；消极的情绪情感体验。

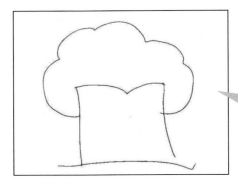

图 2-181　树干粗壮

　　提示：生命力较强；自我强大；缺乏灵活性；过于追求稳定。

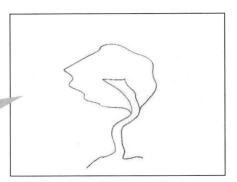

图 2-182　树干弯曲

　　提示：以自我为中心；不稳定；灵活；柔弱；自私。

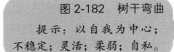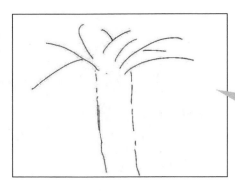

图 2-183　树干断续

　　提示：易冲动；复仇的心理。

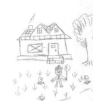

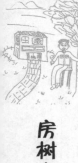

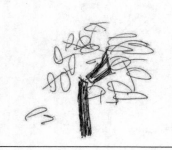

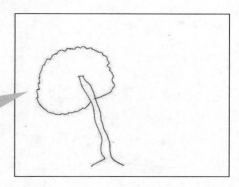

图 2-184　树干断裂

　　提示：创伤体验；精神障碍；轻生倾向。

图 2-185　树干左侧倾斜

　　提示：不稳定感；与母性关联；与过去关联；寻求归属感。

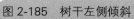

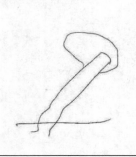

图 2-186　树干右侧倾斜

　　提示：不稳定感；象征压力；与父性关联。

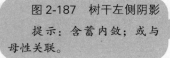

图 2-187　树干左侧阴影

　　提示：含蓄内敛；或与母性关联。

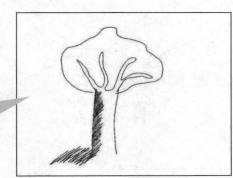

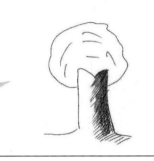

图 2-188　树干右侧阴影

　　提示：外向好动；或与父性关联。

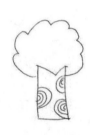

图 2-189　树干疤痕

　　提示：装饰，无明显意义；或未被处理的创伤体验；心理发展固着在创伤期。

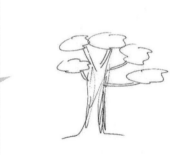

图 2-190　树干描绘凌乱

　　提示：心理能量散乱；焦虑愤怒情绪；对自我的负面评价。

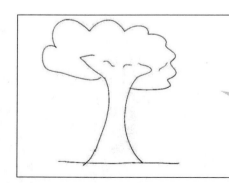

图 2-191　花瓶型树干

　　提示：吃苦耐劳；注重实际。

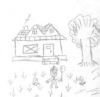

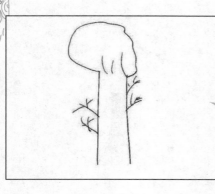

图 2-192　粗树干上有小树枝

提示：内心需求在现实中未得到满足。

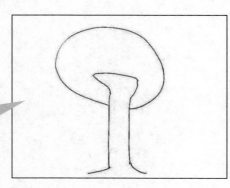

图 2-193　树干顶部扩展

提示：内心活力增长。

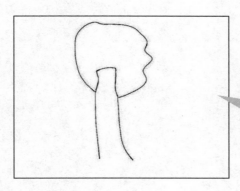

图 2-194　树干顶部内收

提示：注重现实生活和物质目标；实现愿望后因缺乏新目标的失落情绪。

图 2-195　树皮仔细描绘

提示：无意识的心理防御；对外界环境敏感，内在负面情绪浓郁。

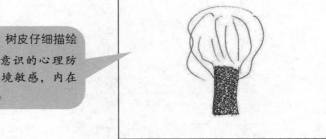

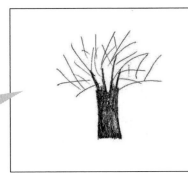

图 2-196　树皮涂黑

提示：现实生活或成长历程不顺利；焦虑压抑的情绪。

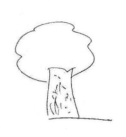

图 2-197　树皮污渍

提示：心理创伤；有关于性的罪恶感。

图 2-198　树皮反复描绘

提示：压抑；道德约束感强；自我控制；强迫倾向。

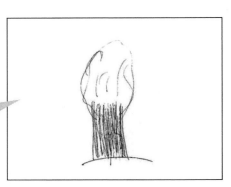

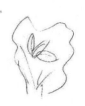

图 2-199　没有树干

提示：绝望；轻生倾向。

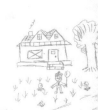

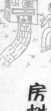

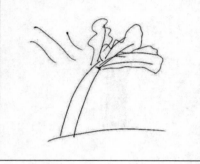

图 2-200　风中的树干

提示：巨大的心理压力；
精神能量散乱。

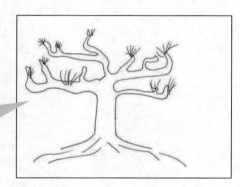

图 2-201　松树样树干

提示：有活力；灵活善变；
对权威和成熟的渴望；虚荣；
多方面的兴趣和才能；行动
力强、理念较弱。

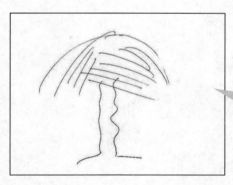

图 2-202　波浪形树干

提示：多愁善感；善变；
情绪易受影响。

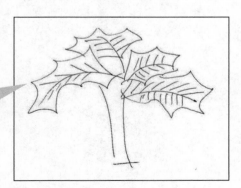

图 2-203　大树叶

提示：寻求依赖；随和；
渴望和外界接触，交往积极；
或虚荣。

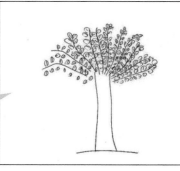

图 2-204　小树叶

提示：寻求独立空间；琐碎计较；易用价值评判。

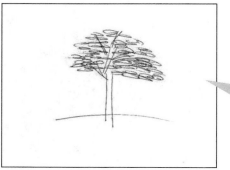

图 2-205　树叶多且密集

提示：生命力较强；自信；追求自我价值，渴望与外界交流。

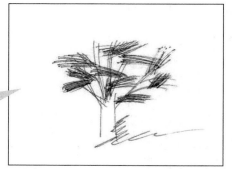

图 2-206　树叶多且凌乱

提示：躁动不安；焦虑轻躁狂倾向；横竖笔触交替也象征矛盾和冲突。

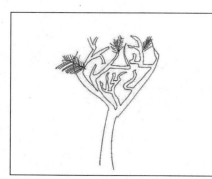

图 2-207　树叶少

提示：生命力较弱；缺乏能量；懈怠；伪装。

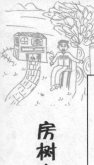

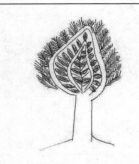

图 2-208　细致描画树叶

　　提示：追求完美；负面思维；强迫倾向。

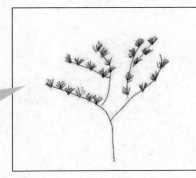

图 2-209　针形叶

　　提示：人际关系不和谐；过于计较。

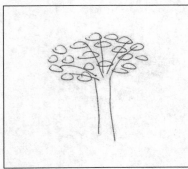

图 2-210　圆形叶

　　提示：人际关系稳定；具有亲和力；自信有活力。

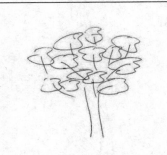

图 2-211　掌形叶

　　提示：乐于付出；包容；同情心强；或目标多。

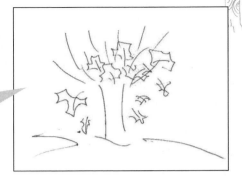

图 2-212　落叶

　　提示：对丧失的恐惧；对因未达到的期待而出现的埋怨愤怒；心理能量的消散；轻生倾向。

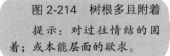

图 2-213　树根明显

　　提示：关注过往经历；不自信；退行的心理防御。

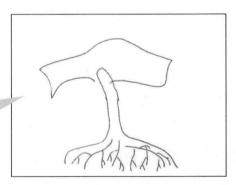

图 2-214　树根多且附着

　　提示：对过往情结的固着；或本能层面的欲求。

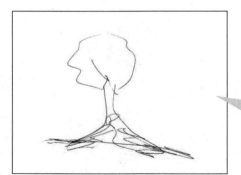

图 2-215　树根杂乱

　　提示：象征潜意识和本能的复杂欲望 / 经历；纠缠于过往经历。

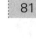

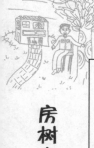

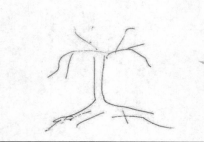

图 2-216　枯树根

提示：幼年期心理缺失；哀悼；情感冷漠；本能的荒芜和匮乏。

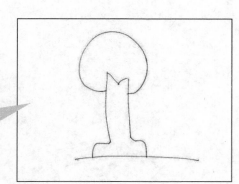

图 2-217　树根对称膨胀

提示：儿童画，提示学习过程遇到困难；成人画，提示内心压抑，或智力缺陷；形似男人阳具，对性的渴望。

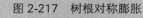

图 2-218　多束云朵状树

提示：成熟老练；生命力顽强；自主性高。

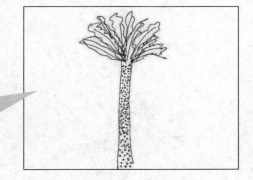

图 2-219　树干布满细小纹路

提示：警惕性高，敏感怀疑，内在杂乱，有负面情绪。

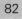

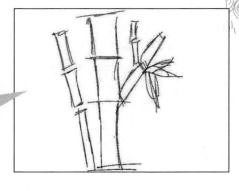

图 2-220　竹子

提示：清高；曲高和寡的处境；或隐匿的抑郁；竹节也象征情绪表达不畅。

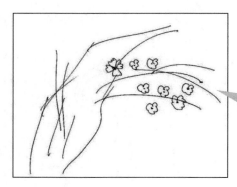

图 2-221　梅花

提示：自傲或别出心裁；受传统教育影响；渴望浪漫感情。

图 2-222　果实

提示：现实欲望、目标、期待、事业。

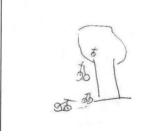

图 2-223　果实掉落

提示：现实的失败、创伤、未完成事件等；掉落的原因：被摘走，象征丧失与剥夺；果实熟透自然掉落，象征正在痊愈或升华中；果实腐烂掉落，象征心理层面永久性的伤害。

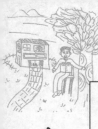

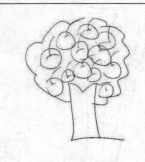

图 2-224　许多大果实

　　提示：过强过多的欲望和目标；野心；或心智不成熟。

图 2-225　许多小果实

　　提示：欲望多但可落地的具体目标不明确。

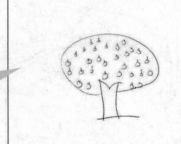

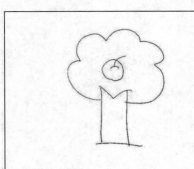

图 2-226　一颗大果实

　　提示：现实中正在努力的明确目标，现实感充足。

图 2-227　一颗小果实

　　提示：未下决心执行的目标，或对目标成果不满意。

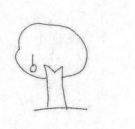

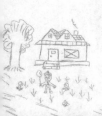

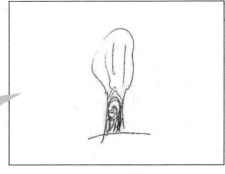

图 2-228　树洞中的动物

提示：寻求安全的家庭生活；依赖性强，胆小。

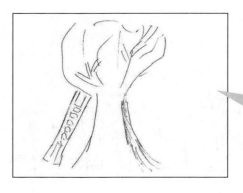

图 2-229　梯子

提示：内心无力承担压力而渴望支持；渴望连接；封闭的内心体验；希望不劳而获、渴望捷径。

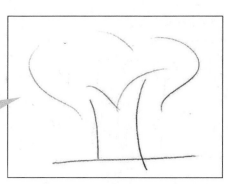

图 2-230　一棵树

提示：常规画法，无明显倾向。

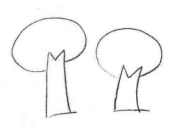

图 2-231　两棵分开的树

提示：渴望伴侣；寻求认同。

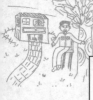

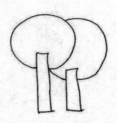

图 2-232　两棵紧密的树

　　提示：依赖明显；趋同。

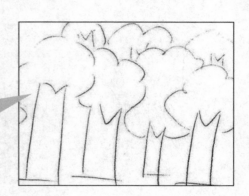

图 2-233　多棵大树

　　提示：内心自卑所致外在防御机制；自我理想化；脱离现实；或目标感不明确；渴望获得集体的认同。

图 2-234　多棵小树

　　提示：内心防御；渴望支持及认同，渴求组织和社会的归属感。

图 2-235　数字的特殊意义

　　提示：本图的四棵树，象征四个孩子，右侧的两棵树枝相触及，代表第三个孩子和第四个孩子关系更近。可向画者求证和核实。

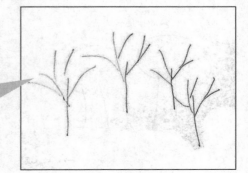

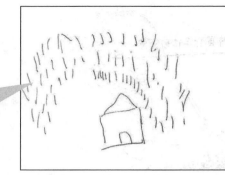

图 2-236　许多很细的树

提示：防御；回避；自我否定，寻求认同或保护。

 人物

人物象征心理和躯体上的自我。

人物性别：象征性取向；身份认同。

头部：象征思维、幻想；头部是人接受和表达信息最重要的部位，象征自我存在的关键器官。

面部：象征与现实世界的接触、交往；情绪情感表达通道。

上肢：象征自我与环境、事物的关系；主动、行动与力量的表达。

躯干：象征身体自我形象的表达；原始与成熟的心理区别。

下肢：象征执行力与稳定性；关于性的态度。

各种附加物：与环境关系和象征化意义。

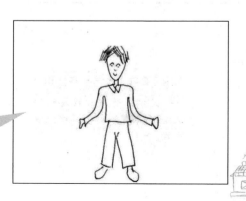

图 2-237　人比例适中

提示：心态稳定；对自身较清晰的认识；逻辑性强。

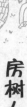

房树人

绘画投射测验——临床应用实践手册

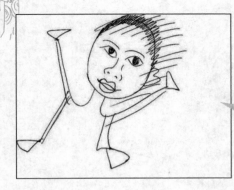

图 2-238　人非常大

提示：自信、权威感；
以自我为中心；自负、攻击性。

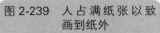

图 2-239　人占满纸张以致
画到纸外

提示：内心不安全感所
致外在的控制行为；自我意
识强，以自我为中心。

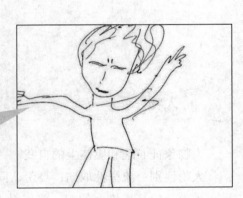

图 2-240　人非常小

提示：自卑、回避、恐惧；
心理能量不足；抑郁情绪。

图 2-241　人结构齐全和谐

提示：对自身较清晰的
认知；理性务实；心理能量
良好。

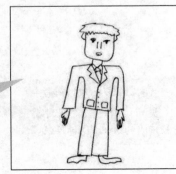

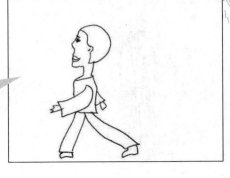

图 2-242　人左侧面

提示：理性；隐藏自我情绪及真实想法；缺乏安全感；隔离的防御机制，与过去联结。

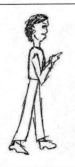

图 2-243　人右侧面

提示：感性；情绪化的表达自我、缺乏安全感；依赖的防御机制。

图 2-244　只画侧面头部

提示：多思多虑；神秘；隐藏自我情绪及真实想法。

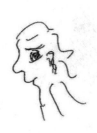

图 2-245　只画上半身

提示：对自身认识局限；渴望外界支持；对性能力丧失的恐惧，或有关性的罪恶感。

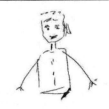

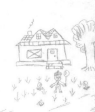

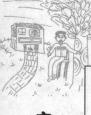

房树人

绘画投射测验——临床应用实践手册

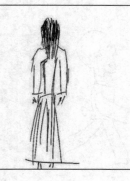

图 2-246 人背影

　　提示：恐惧面对真实内心自我；逃避现实。

图 2-247 人阴影

　　提示：抑郁焦虑情绪；对自身及现实不满；报复心理。

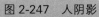
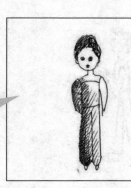

图 2-248 人涂黑

　　提示：自我否定；巨大的外界压力；轻生倾向。

图 2-249 人符号化

　　提示：对自己缺乏全面客观的认识、自卑、被动；不愿意过多表达自身；或在仓促间所画；或担心画不好便简单画。

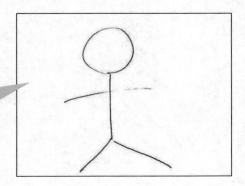
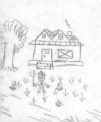

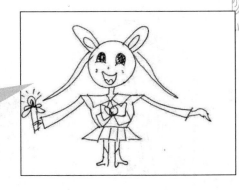

图 2-250　卡通人

提示：心智不成熟；回避及拒绝；若爱好卡通动漫，或担心画不好而用简单的卡通画法，则是画者习惯。

图 2-251　只画大小适中的头部

提示：理性；逻辑性强；压抑情绪；多思多虑。

图 2-252　只画很大的头部

提示：多思多虑；精力充沛；追求自我价值；控制欲强；难觉察内心感受。

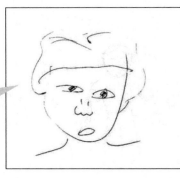

图 2-253　只画很小的头部

提示：敏感多疑；压抑情绪；讨好他人；抗压能力较低；焦虑躁动情绪。

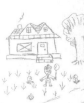

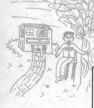

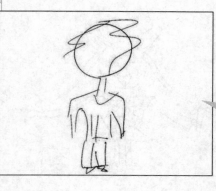

图 2-254 头很大

　　提示：多思多虑；焦虑情绪；对自身不满。

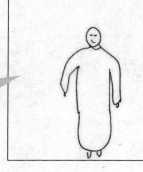

图 2-255 头很小

　　提示：内心无力感；缺乏滋养；易受环境影响的心境。

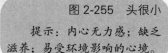

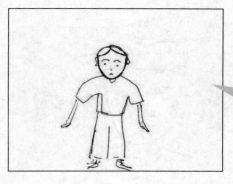

图 2-256 面部轮廓粗重

　　提示：在意他人评价、注重外表；好面子。

图 2-257 面部轮廓凌乱

　　提示：意识中的矛盾与冲突。

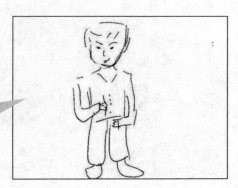

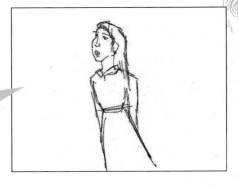

图 2-258　头左侧倾斜

提示：适中压力下较理性；可能与过去相关联。

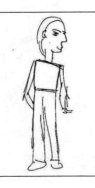

图 2-259　头右侧倾斜

提示：适中压力下较感性；可能与愿望远景相关联。

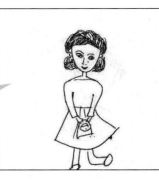

图 2-260　头发描绘仔细

提示：多思虑；追求完美；易焦虑；压力大。

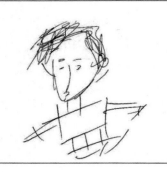

图 2-261　头发凌乱

提示：心烦、多思虑、被负面情绪左右。

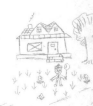

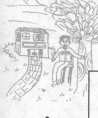

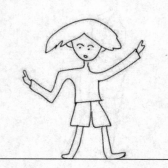

图 2-262　头发轮廓

　　提示：追求实际；务实、压抑。

图 2-263　头发稀疏

　　提示：精力差；渴望自由简单的生活状态。

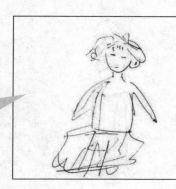

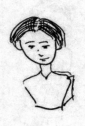

图 2-264　头发中分

　　提示：中庸；追求平衡；考虑问题全面。

图 2-265　头发左分

　　提示：易从现实和经验的角度思考。

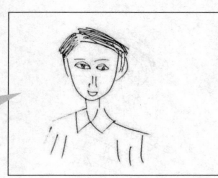

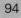

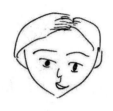

图 2-266　头发右分

提示：易从理想和未来的角度思考。

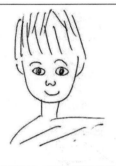

图 2-267　头发向上

提示：面对现实；率真、直接。

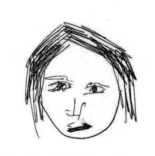

图 2-268　头发向下

提示：回避现实；负面思维。

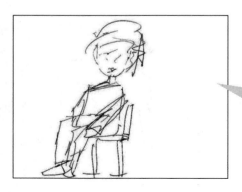

图 2-269　五官不清晰

提示：人际关系中的防御心较重。

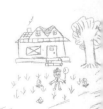

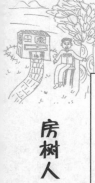

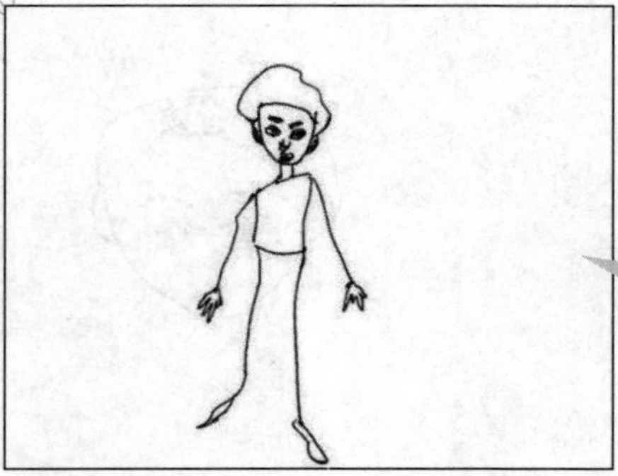

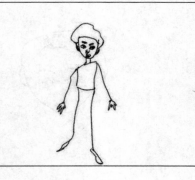

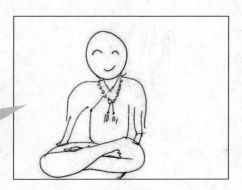

图 2-270　五官粗重

提示：内心的弱小所表现外在的攻击、控制；好面子。

图 2-271　男性画光头

提示：追求原始简单；井井有条；自信；自负；有信仰倾向。

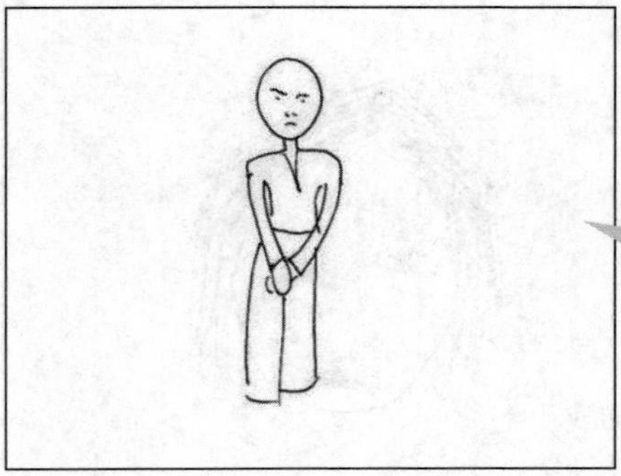

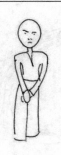

图 2-272　女性画光头

提示：对自身性别的不认同；有信仰倾向。

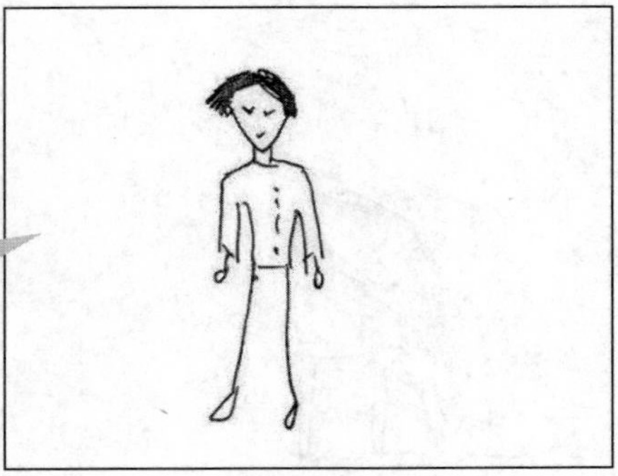

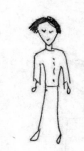

图 2-273　男性画短发

提示：自信；自我约束；家族意识强。

房树人

绘画投射测验——临床应用实践手册

96

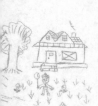

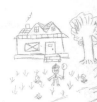

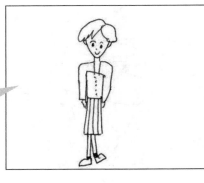

图 2-274 女性画短发

提示：果断；自立；易承担。

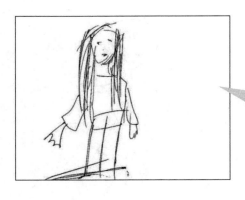

图 2-275 男性画长发

提示：讨好；胆小；柔弱；或追求标新立异、自由；英雄情怀；或对自身性别的不认同；或对女性的关注缠结。

图 2-276 女性画长发

提示：强调女性意识；温柔；渴望被关注。

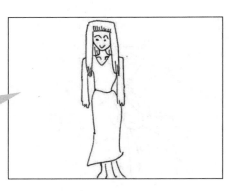

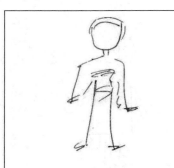

图 2-277 头不画五官

提示：人际关系适应不佳；逃避；防御心；自我认识不清。

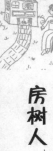

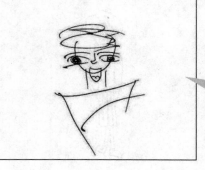

图 2-278 五官画到面部轮廓之外

提示：坐立不安；躁动情绪；有轻度躁狂倾向。

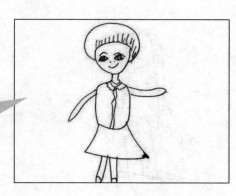

图 2-279 眼睛大

提示：感性；唯美；外向；希望获得认可的心态。

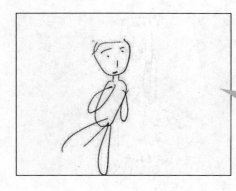

图 2-280 眼睛小

提示：实际；内向、原则性强。

图 2-281 圆形眼睛

提示：生命力弱；富于幻想；或妄想倾向。

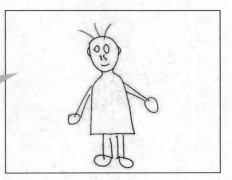

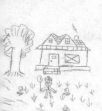

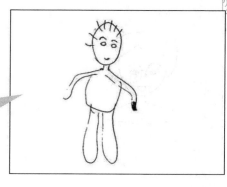

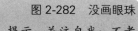
图2-282　没画眼珠

提示：关注自我；不考虑他人感受；对现实缺乏清晰认识，回避。

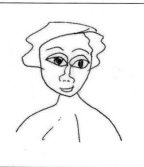

图2-283　双眼皮

提示：敏感；多疑；直觉用事倾向。

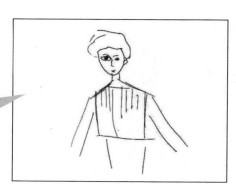

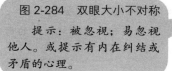
图2-284　双眼大小不对称

提示：被忽视；易忽视他人。或提示有内在纠结或矛盾的心理。

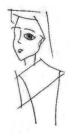

图2-285　画一只眼

提示：智力问题，或矛盾心态；选择性回避。

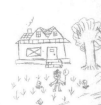

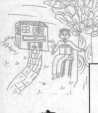

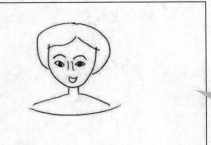

图 2-286　眼正视

　　提示：常见画法，实际、面对现实。

图 2-287　眼下视

　　提示：自卑、沉默；任性；注重物质。

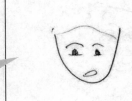

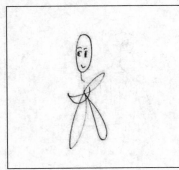

图 2-288　眼左视

　　提示：过去对内心的影响和记忆。

图 2-289　眼右视

　　提示：面对未来；对未来的憧憬。

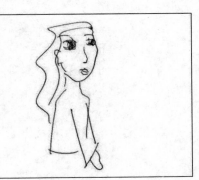

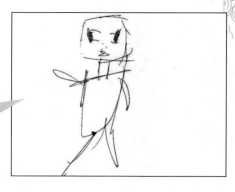

图 2-290　斜视

提示：多疑、猜忌；易走极端；性诱惑；有妄想倾向。

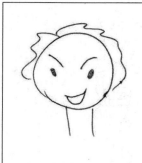

图 2-291　眉毛上扬

提示：喜悦；意志坚定；进取心强；表达直接；自尊心强。

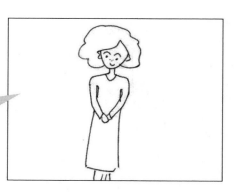

图 2-292　眉毛下垂

提示：协调性强；和顺温柔；人际关系融洽。

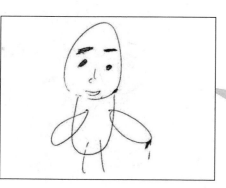

图 2-293　浓眉

提示：顽固；守旧；理性；情绪波动大；现实中面临压力。

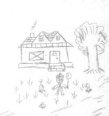

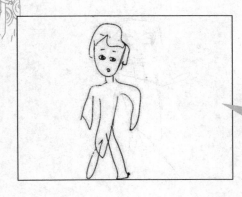

图 2-294　眉毛短

　　提示：富于心计，自私；极端。

图 2-295　睫毛

　　提示：注重细节；追求外在形象。

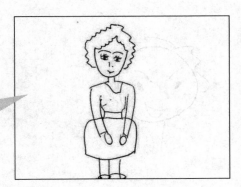

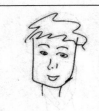

图 2-296　鼻子适中（与身体其他部位相比）

　　提示：现实人际关系中的自信。

图 2-297　鼻子过大

　　提示：自我意识强；易激惹；缺乏耐心；有关于性的障碍。

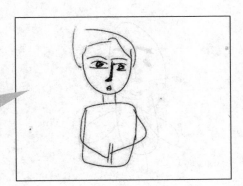

房树人

绘画投射测验——临床应用实践手册

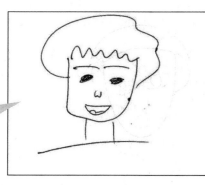

图 2-298　鼻子过小
提示：行动力及协调性差。

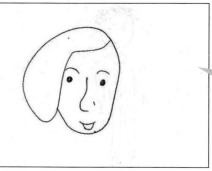

图 2-299　鼻子左倾
　提示：注重过去所总结
的经验。

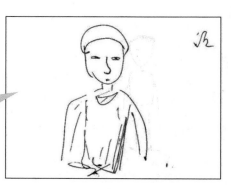

图 2-300　鼻子右倾
　提示：对未来之事有目
标和安排。

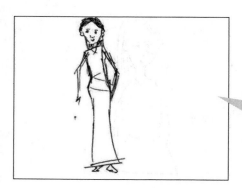

图 2-301　耳朵适中（与身
体其他部位相比）
　提示：常见画法，无明
显倾向。

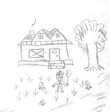

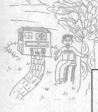

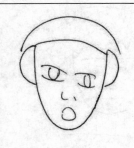

图 2-302　只有轮廓的耳朵

　　提示：在倾听中得到需要的信息即可。

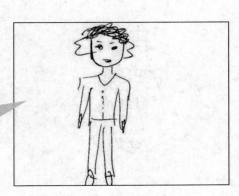

图 2-303　耳朵过大

　　提示：对负面评价敏感；或现实的耳部疾病。

图 2-304　耳朵过小

　　提示：倾听能力弱；或现实的耳部疾病。

图 2-305　耳朵被头发遮盖

　　提示：偷听；猜测；喜欢神秘事物。

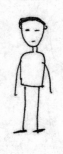

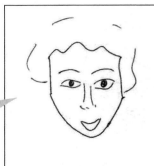

图 2-306　没画耳朵

提示：需与画面结合，无明显倾向；或与倾听能力相关。

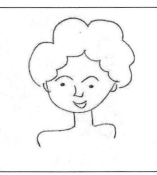

图 2-307　嘴适中

提示：积极建立和维护人际关系。

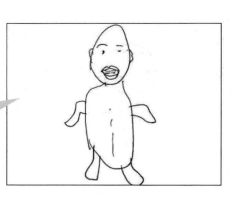

图 2-308　嘴大

提示：渴望表达；控制欲；恋母情结。

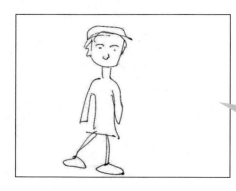

图 2-309　没有嘴

提示：抑郁情绪；沟通被动。

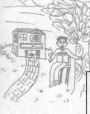

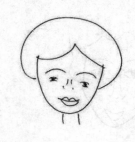

图 2-310　画出上下嘴唇

　　提示：渴望稳定的人际关系；热心；唯美。

图 2-311　嘴小

　　提示：敏感；负面思维；多思多虑且行动力不足。

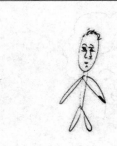

图 2-312　嘴露牙齿

　　提示：儿童画则正常。成人画则象征不成熟、攻击倾向；施虐倾向。

图 2-313　圆下巴

　　提示：内心情感丰富；体贴他人；情绪稳定。

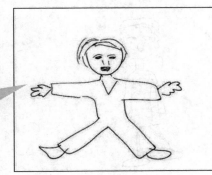

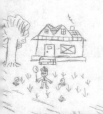

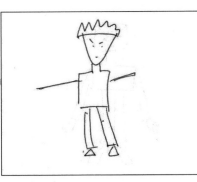

图 2-314　尖下巴

提示：情感淡漠；意志薄弱；易投机、反悔。

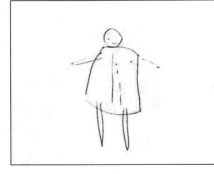

图 2-315　没有脖子

提示：意气用事。

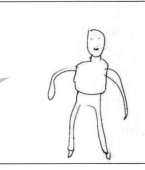

图 2-316　脖子粗

提示：有力量；固执守旧；思维简单；攻击倾向。

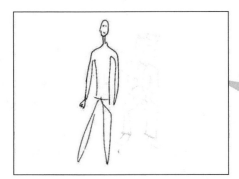

图 2-317　脖子长

提示：反应敏锐；表达委婉。

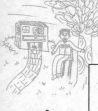

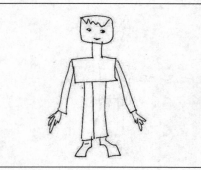

图 2-318　脖子僵硬

　　提示：人际交流方式单一；刻板守旧；或处于焦虑状态。

图 2-319　躯体过大

　　提示：不安全感；防御心重。

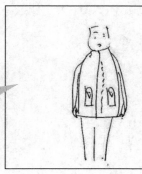

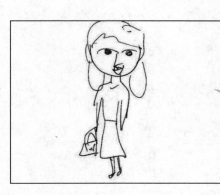

图 2-320　躯体过小

　　提示：自卑；压抑情绪。

图 2-321　躯体棱角分明

　　提示：有个性；坚持自我；固执。

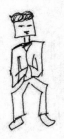

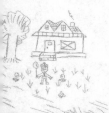

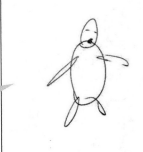

图 2-322　躯体圆形

提示：幼稚；心理发展退行。

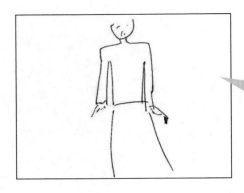

图 2-323　肩膀平方

提示：现实的压力；责任心强；承担。

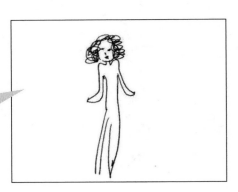

图 2-324　肩膀小

提示：自卑；逃避压力。

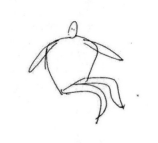

图 2-325　肩膀宽

提示：抗压能力强；好胜。

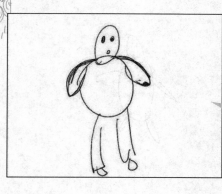

图 2-326　肩膀圆

提示：抗压能力弱；难以坚持（参考卡通画解法）。

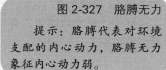

图 2-327　胳膊无力

提示：胳膊代表对环境支配的内心动力，胳膊无力象征内心动力弱。

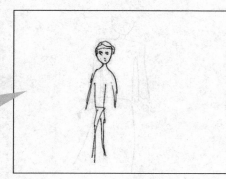

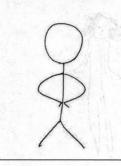

图 2-328　胳膊叉腰

提示：追求权威；自恋倾向。

图 2-329　一手在前一手在后

提示：边缘性人格倾向。

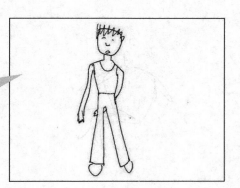

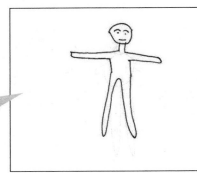

图 2-330　双臂平举

提示：心理上的软弱和无助；环境适应不良。

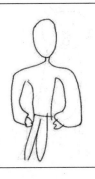

图 2-331　胳膊粗

提示：内心行动的动力强；或渴望控制。

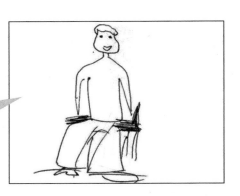

图 2-332　胳膊细

提示：对环境支配的内心动力弱，被动。

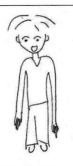

图 2-333　胳膊长

提示：目标不明确；对现实环境的期待不明确；犹豫或等待的状态；欲控制但无力。

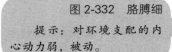

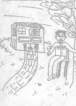
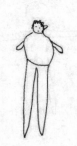

图 2-334　胳膊短

　　提示：目标感及行动力弱。

图 2-335　没画胳膊

　　提示：缺乏行动的内心动力；依赖；仇恨或罪恶感。

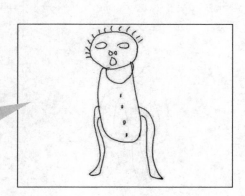

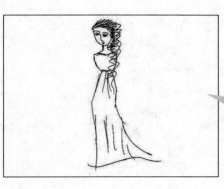

图 2-336　画异性时没有画胳膊

　　提示：被异性拒绝的未被处理的创伤经验，包括被父母拒绝。

图 2-337　强调臂膀肌肉

　　提示：突出身体强壮；侵略性与占有欲。男性画则彰显力量、渴望性和崇拜。

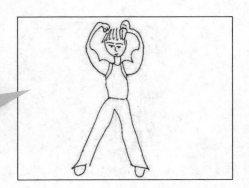

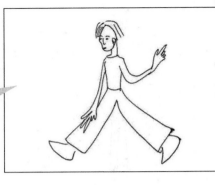

图 2-338　手大

提示：手象征对环境的支配，手大提示支配力强，或较强的支配渴望。

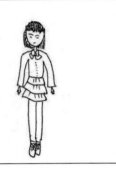

图 2-339　手小

提示：手象征对环境的支配，手小提示支配力不足，或因压力所致的放弃愿望。

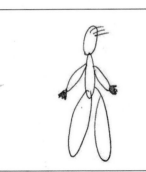

图 2-340　手涂黑

提示：负罪感；或与手淫相关。

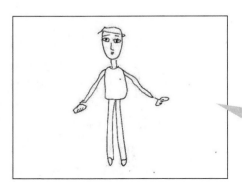

图 2-341　手断裂

提示：失控感和焦虑；无能为力。

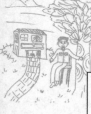

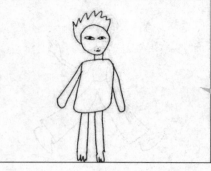

图 2-242　没画手

提示：实践的主动性弱，缺乏自主性。

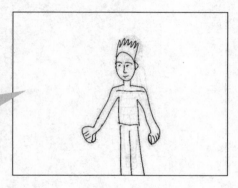

图 2-343　手握拳

提示：反权威；有攻击倾向。

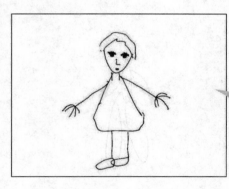

图 2-344　手爪状

提示：原始幼稚的攻击倾向。

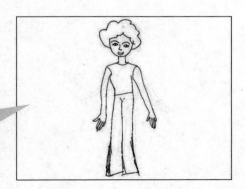

图 2-345　适宜的手指

提示：友好与善意；接纳；有时也象征心机。

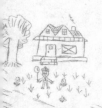

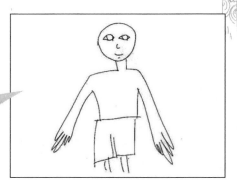

图 2-346　没有手掌直接画手指

提示：儿童画属正常；成人画提示退行或心态幼稚。

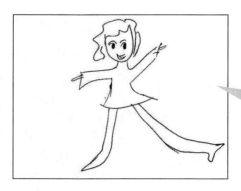

图 2-347　腿长

提示：腿代表关于现实活动力的内心动力，腿长象征在意身高、形体或性能力。

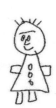

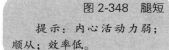
图 2-348　腿短

提示：内心活动力弱；顺从；效率低。

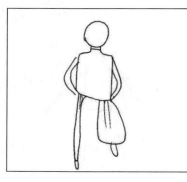

图 2-349　腿左右不一样

提示：成长瑕疵；矛盾和纠结心理，做与不做，收益与风险等。

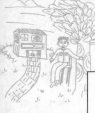

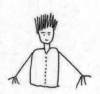

图 2-350　没画下肢

　　提示：同只画上半身的解释，对自身认识局限；渴望外界支持；对性能力丧失的恐惧，或有关于性的罪恶感。

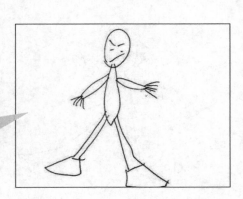

图 2-351　脚大

　　提示：脚代表活动力，脚大象征活动力强，或不计后果的行为。

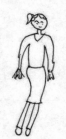

图 2-352　脚小

　　提示：脚代表活动力，脚小象征活动力弱。

图 2-353　没画脚

　　提示：常见画法；或不在意活动力，注重思维活动，似乎不能脚踏实地。

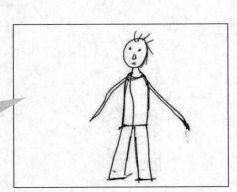

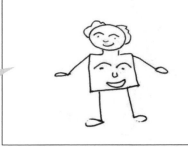

图 2-354 除面部外画五官

提示：思维障碍倾向。可询问画者所画何意。例如，曾有一患者解释：我要向全世界微笑，我征服全世界。

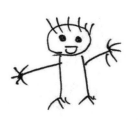

图 2-355 蝌蚪人

提示：2岁左右的幼儿在"画人"的初级阶段，常常会把人画成"蝌蚪人"。实际门诊中，老年人常常如此画人，或比"蝌蚪人"画得稍微详细些。学龄以后如仍是此画法，提示发育缓慢或障碍。成年人画则象征无力；退行；衰退；对丧失的恐惧；对身体的不自信。或应付作画。

图 2-356 裸体

提示：彰显个性；本能欲望的直接显示。

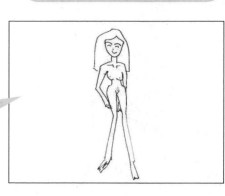

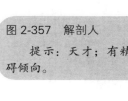

图 2-357 解剖人

提示：天才；有精神障碍倾向。

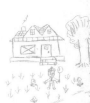

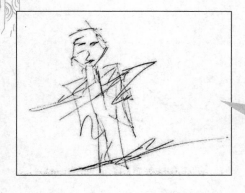

图 2-358　人物缺乏结构化和整体性

提示：内心凌乱；情绪管理能力与心理承受力水平低。

图 2-359　人物倾斜度大于15度

提示：心态失去平衡；个性和行事无常。

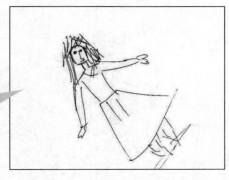

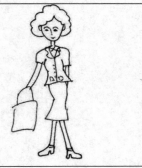

图 2-360　画鞋

提示：唯美；缺乏安全感；渴望地位。也隐含对性的渴求。

图 2-361　画扣子

提示：怀旧；依赖感强；遵守社会道德。

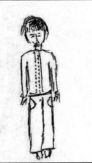

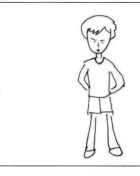

图 2-362　画圆领子

提示：依赖；女性意识强；结合现实穿着风格。

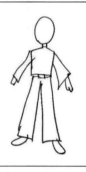

图 2-363　画腰带

提示：身份的象征；生活质量要求较高。

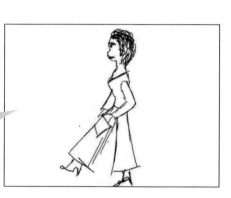

图 2-364　画衣兜

提示：追求自由与寻求依赖的冲突；控制他人与寻求人际和谐的冲突。

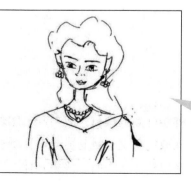

图 2-365　画首饰

提示：自恋倾向；唯美；注重外在形象。

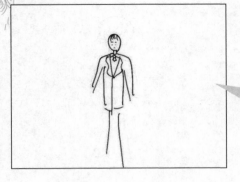

图 2-366　画领带小

提示：性方面障碍。

图 2-367　画领带大

提示：性攻击倾向；自
恋倾向。

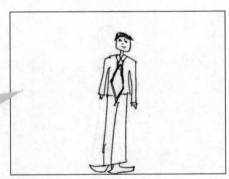

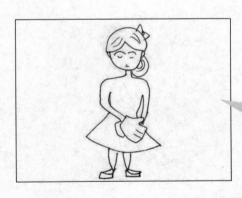

图 2-368　手套

提示：男性画掩饰做过的
坏事；女性画对怀孕的恐惧。

 附加物

　　被测者在常规的项目房、树、人之外额外画的项目，要引起解图者更多
的重视。画同一物，可有不同含义或特殊象征意义，故必要时可让画者自己
解读：所画何意？为什么要添加？您会联想到什么东西？或想到什么词？

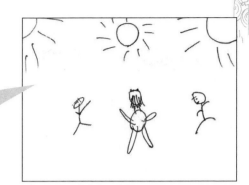

图 2-369　太阳

提示：象征渴望温暖；左侧的太阳象征家人的支持和温暖，与母性关联；中间的太阳象征自我鼓励；右侧的太阳代表渴望现实资源与支持，与理想和目标相关，与父亲相关；有时虽然画太阳，但笔触给人一种无力、能量不足感。

图 2-370　月亮

提示：与母亲的关系，或象征忧愁、伤感。满月象征与母亲的关系紧张，是负面提示；下弦月象征缺失母亲的爱与关注；上弦月是与母亲紧密的象征，提示依赖。

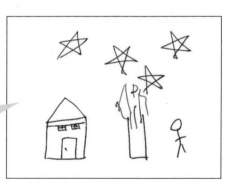

图 2-371　星星

提示：象征剥夺（身体或情感上），常代表分离焦虑；或多方面的想法、目标、压力。

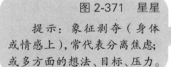

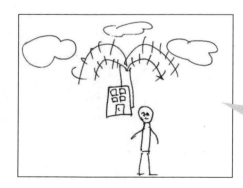

图 2-372　云朵

提示：焦虑与压力；也可代表轻松、自由。

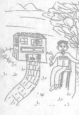

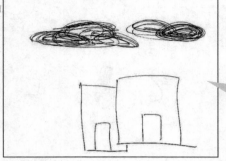

图 2-373　乌云
　　提示：灾害，创伤；极
度焦虑。

图 2-374　云朵在太阳左侧
　　提示：目前面临着压力
或伤害；或过去未被处理的
压力或伤害。

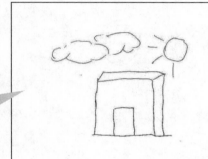

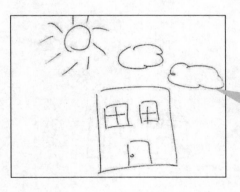

图 2-375　云朵在太阳右侧
　　提示：压力正在被处理；
即将雨过天晴的状态。

图 2-376　如意样云朵
　　提示：压力与焦虑；表
达积极的心态；追求艺术感；
显示个性。

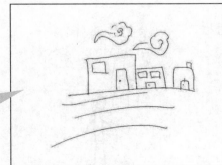

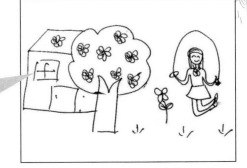

图 2-377　花朵

提示：心理幼稚；退行的防御机制；向往轻松悠闲的生活；也象征浪漫和美好。

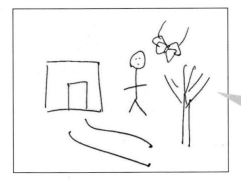

图 2-378　蝴蝶

提示：象征心理幼稚；或代表难以琢磨的爱。

图 2-379　雪

提示：象征天真浪漫的情怀；或内心的冰冷感；忧郁或自杀倾向。

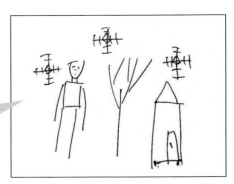

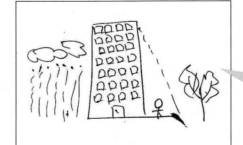

图 2-380　雨

提示：情绪低落；闪回。或询问画者所画何意。

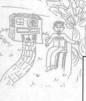

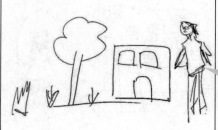

图 2-381　小草

提示：关注细节；琐碎、嫉妒；掩饰之物，装饰之物。

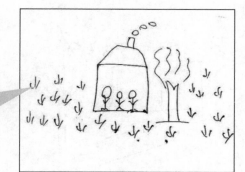

图 2-382　许多草

提示：渴望舒适生活；空虚感。

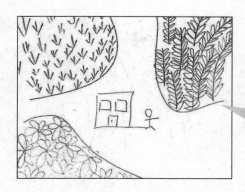

图 2-383　格子田

提示：保守秘密，领地意识；或者内心关注不少任务。

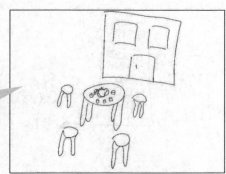

图 2-384　茶几座椅

提示：目前内心紧张焦虑；渴望舒适的生活环境。

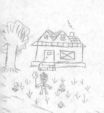

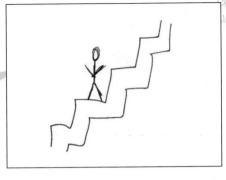

图 2-385 楼梯

提示：对家庭的关注；家庭地位；或象征性爱的过程。

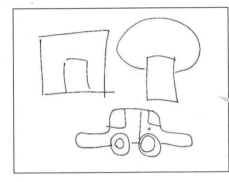

图 2-386 画有车等现代化物品

提示：现实感强；追求物质利益；强大的欲望与动力。

图 2-387 秋千

提示：渴望轻松悠闲；向往爱情；人在秋千上，象征牺牲他人获取自我利益。

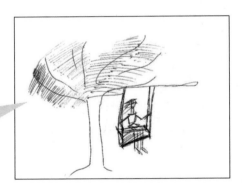

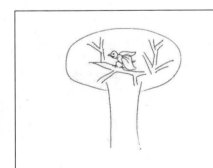

图 2-388 小鸟

提示：渴望自由；冒险；或寻求归属感。

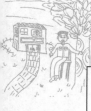

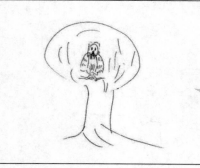

图 2-389　猫头鹰

　　提示：受挫所致退行的防御机制。

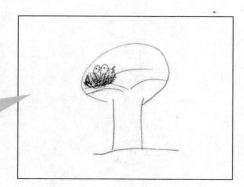

图 2-390　鸟巢

　　提示：寻求庇护；渴望被关注和关心。

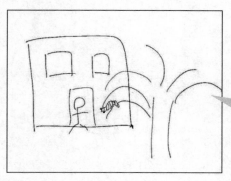

图 2-391　毛毛虫

　　提示：儿童画象征身体不适或压力；成人画象征罪恶感；心理退行；行为效率低。

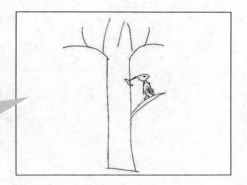

图 2-392　啄木鸟

　　提示：自我疗伤，自我保护；哀悼。

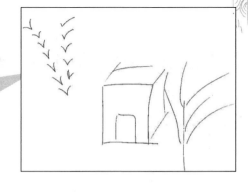

图 2-393　一排大雁

提示: 积极的目标、前途, 团队归属感。

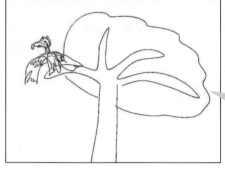

图 2-394　鹰

提示: 努力和奋斗; 孤傲、自恋。

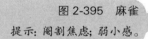

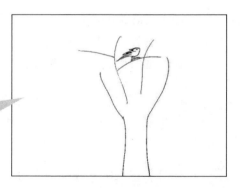

图 2-395　麻雀

提示: 阉割焦虑; 弱小感。

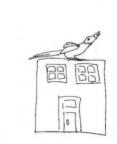

图 2-396　喜鹊

提示: 喜事, 喜庆。

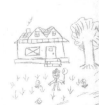

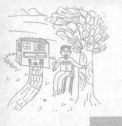

第 3 节　提问对话

目的

来访者画图后，施测者可通过询问的方式了解其更多心理状态的特征。尤其对于富于情节特点的图画，我们所理解的未必是来访者想表达的，贸然解释可能会增加我们错误的"投射"的风险。因此，必要时施测者可通过询问画者的方法，以增加绘画测验解析的准确性。

综合指导语

"请讲讲您画的图代表了什么？"
"请您解释一下所画的内容？"
"这一细节比较特别，您能解释一下吗？"

案例

1. 一位焦虑失眠女性画的在房子外的人和树

图 2-397 是一位从南方专程来京咨询焦虑失眠的 40 岁女性患者在初诊时所画。

此画面给人的第一印象是：人和树在房子里面。施测者询问患者："您解释一下画的是什么意思？"，她说："一座大房子，人和树在房子前面的院子里。"再次确认："人和树不是在房子里面？"患者表示肯定。

患者 10 年前离婚，此后开始焦虑失眠，患者的生活也像描述图所示，儿子在外地上学，自己在院子里或待在单位，"像小树一样没有太大抱负。"

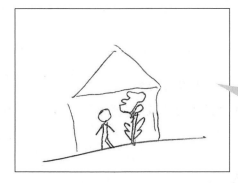

图 2-397 焦虑失眠的女性画作

测验中的作画无法像创作美术作品般完全写实，因此治疗者的理解与画者欲表达之意可能错位。如在该案例中，对于人和树是画在房子内还是房子外，解读的意义非常不同。因此施测者需要询问画者，让其就画面进行陈述。

如果因第一印象武断解图，便与事实会有出入。简单的一句："您画的什么？请您解释一下这张图"，或"请解释人、树和房子的关系"就是最简便可靠的引导语。

2. 一位嗅觉牵连障碍者画的人躲在右下角

图 2-398 的画者是一位 19 岁的大学一年级学生，她因感觉自身散发异味 4 年前来就诊，诊断嗅觉牵连障碍。在心理咨询师初始访谈时，她出现明显阻抗，笔者遂让其在病历本上画"房树人"，画好后问她："请你解释一下你画的图？"她沉默了一会儿，开始流泪："我想躲在角落，谁都闻不见我的味道……"她开始哭诉生病后的自卑绝望和自小爸爸的暴力及妈妈的管束。她的情绪通道也因此打开了，与心理咨询师的关系由此开始建立。

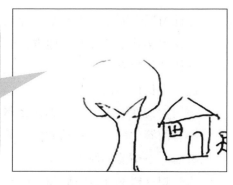

图 2-398 嗅觉牵连障碍者所画

画面构图出现明显不和谐之处，提示画者的心理问题与之相关。如该图中，元素集中在右下角，可以判断其与抑郁、自我否定、人际关系较差这些议题有关。但即使画面明显有问题，仍需询问画者以印证结论。且这种方式常能有意想不到的效果，如建立咨询关系、有助于倾诉。

从画面位置的象征看，将"房树人"画在下面，提示失败感、缺乏安全感，右下角象征"父亲""洞穴""本能"，现实中患者也是受父亲暴力影响更大，希望找到"洞穴"以逃避，"本能"地出现排气的反应。

针对人物提问

这是位男性还是位女性？这是位男孩还是位女孩？

这是位少年还是位成人？这是位小女孩还是位成年女性？

他有几岁了？

他是谁？

或他们是谁？（当画出两人或多人时）

他是你最亲近的人？朋友？或是其他什么人？

在描画过程中你考虑他是谁？

他在做什么？（在那以后又做了一些什么事？）

他在考虑什么事情？

他有哪些感受？

你觉得这个人是高兴的还是沮丧？

……

针对树提问

这棵树属于哪个种类？是棵什么树？

该树木实际生长在什么地方？

这树的年龄有多大？

这树生长得如何？

该树生长在哪里？带给你什么印象？

画者回答"树木"是枯的情况下：

考虑一下枯萎的原因？

想一想这树是什么时候枯死的？

……

也可以问：您如何描述您画的树？

您如何评价您画的树？

针对房子提问

该房屋是几间，是平房还是楼房？

那是你自己家的房子吗？还是谁的家？

这个房屋里你想和谁住在一起？为什么？

关于这个家你又产生了哪些方面的回忆？

针对某些细节也可提问，比如：

为什么房子没有画窗户和门呢？

为什么把房子画在树干上？

提问的注意事项

1. 在房树人的临床应用中，大多数情况下，施测者可简单引导："请解释一下您画的图"即可。如画面叙事性强，内容特殊等情况，可酌情提一些针对性的问题，比如：

人为什么画了眼睛却未画鼻子和嘴？

为何要画围栏？为什么要画两座房子？

2. 避免提问生硬机械、过于烦琐和仔细。

3. 提问不拘泥于本书范例，但应注意问题的中立性和开放性，避免提问"您画的人是在喝水还是写作业？"，而改问："您画的人在做什么事呢？"，或"看着这幅画，您脑子里想到什么？"，或问"看着您画的这棵树，您的脑子里会想到什么词或什么画面？"等等。

4. 对非常规画法要特别留意，比如：头戴帽子、手上拿刀、手掌巨大、门上画人、人在房顶或房子画在树梢上，再或者画额外的事物，如太阳、云朵、花朵、小草、动物、道路和河流等。当存在不明确的项目时，不妨直接向画图者询问核实。

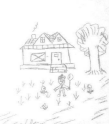

房树人绘画投射测验案例

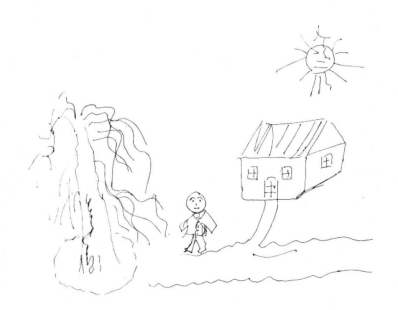

第 3 章

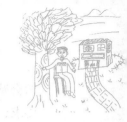

第1节　抑郁案例

　　抑郁的主要表现是显著而持久的心境低落，尤其是自我内心感受的低落，即使表面未显露出来；对外界的兴趣或愉悦感降低，从前的兴趣爱好也不愿重新尝试；精力减退，充满了疲劳和倦怠感；思考和注意力的集中度降低，做个细小的决定都摇摆不定；自我价值感减低、充斥着内疚感，对自己有不符合实际的负面评价。同时还可能伴随睡眠过多或失眠、食欲和体重的快速增加或减少、坐立不安或是行动迟滞这些表现[32]。

　　抑郁的发生除了有遗传与生理的因素外，还和童年生活的重大创伤事件有关。个体童年的负性经历，尤其是不同类型的多种经历，会构成一系列重度抑郁的强有力因素[33]。精神分析理论认为抑郁来源于个体早年与亲人的分离体验，或母爱的严重缺失，或是遭遇了超出其应对能力的挫折事件，甚至生命的自主性受到严重打压。抑郁患者心里存在一个内化客体，即早年的重要养育人，这些内化客体即使没有敌对、挑剔、不负责任的特征（现实中往往这些特征是存在的），抑郁患者也会如此感知并内化，潜意识相信只有改变自己的错误才能改变一切。他们会对丧失的客体进行理想化的想象，将对客体的攻击转移到自己身上，陷入创伤体验或内疚的痛苦。抑郁者常常挂在嘴边的是"都是我不好，身边的人对我都很好，但我不知道为什么我就是感觉不好"。因为抑郁者很难向他人表达攻击，即使遭受毫无理由的虐待，也只会将责任揽在自己身上，相信只有自己做得足够好才能避免对方的施虐[34]。

　　抑郁的出现与个体本人的人格基础、无意识情结和发病诱因以及社会支持系统都有直接的关系，应激性生活事件往往也是重度抑郁发作的促发因素。各年龄阶段和人群都可能出现抑郁的症状，不但成年人会患病，在儿童中的抑郁症则会表现成严重反复地发脾气和频繁发作的极端行为失控这样的心境特征[32]。研究表明，父亲或母亲患抑郁障碍会损害其家庭功能及与子女的关系，儿童的心理会受到负性影响，更易出现抑郁倾向[35]。儿童会感同身受父母的抑郁情绪，如果对严重抑郁的父母提出即使是正常的要求，也难免会使自己感到愧疚，认为自己的要求加重了父母的负担。

由于抑郁患者表现出思考、注意力以及行动力方面受限的特征，其与医生或心理咨询师沟通时的表达往往不通畅。因此，专业人员用画图的方法来进行初步的测评、了解一些基本情况以及后续用绘画治疗的方式与患者沟通交流，就是极为方便的一种临床技术。

本书选用的案例中个人隐私信息已做技术处理，请勿对号入座。

受到不良家庭教育后抑郁的男孩

患者男，15岁，心情低落、无兴趣、无价值感多年。父母离异，与父亲生活，父亲教育方式粗暴，曾数次殴打患者。父母均分别再婚，偶尔同母亲见面。曾有3次自杀经历，挨打是其中一个重要诱因。生活中孤僻，放学不愿回家。既往体健。诊断：抑郁状态。

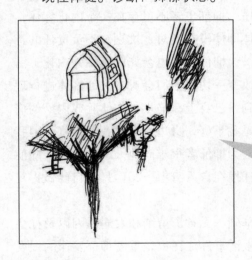

图3-1　受到不良教育的患者所画

折断的树枝和把人涂黑这些特征是重度抑郁和自杀冲动的重要指征，需要着重关注。遇到此类图画，心理咨询师可以去询问画者有关自杀、自残的想法和既往史。

"房树人"分析：

画面笔触散乱粗重，提示明显的负面情绪。房子外部牢笼状，象征束缚感，对家庭的不满。

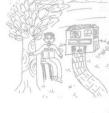

树干笔触轻，根基不稳定，树枝断裂，象征心理创伤。左侧的梯子象征通向过去，内心被过往经历所影响，渴望与母亲连接。

人涂黑，提示自我否定，有轻生观念或行为。

产后抑郁的母亲

患者女，35岁，产后心情低落、无兴趣7个月。

汉密尔顿抑郁量表：18分；汉密尔顿焦虑量表：8分。

既往史：甲状腺功能亢进2个月。诊断：产后抑郁状态。

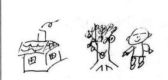

图3-2　产后抑郁患者所画

当一张图中，三处及其以上地方的画法都提示性方面的主题，心理咨询师可以酌情主动询问画者两性关系方面的资料。如该案例图中的多个小元素：烟囱、阴户状树洞、阴茎状树根和女性画光头。

"房树人"分析：

图中的烟囱、树干上外形似阴户的树洞和女性画光头，均提示可能与性丧失有关，而性丧失的背后是对性的渴望，这种"渴望"被投射到画面上。画面整体靠上方，象征理想与现实存在差距。

房子的侧面朝向右，代表对未来生活发展的关注。瓦片象征守旧与压力。

树干短粗并强调树根，代表本能力量活跃。树冠凌乱稀疏，代表精神活动缺乏张力，而一圈一圈的描画，也代表精神活动存

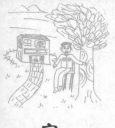
在的冲突。

人物头比例大，提示多思虑，四肢短小代表行动力弱。

心理咨询师通过心理咨询得知，患者 10 岁时父母离异后由母亲带大，母亲行事情绪化，管束较多。患者母亲在其剖宫产出院的第一天，便以"女婿不是自家人""男人会在女人生孩子时出轨"等理由，瞒着女婿把患者和外孙接到自己身边，而丈夫希望能够亲自照顾妻子，并为此与丈母娘发生冲突。患者希望能够待在丈夫身边，但最终因母亲的坚持而妥协。丈夫多次上门要求妻儿跟自己回去，患者虽同意，但没有力量抵抗母亲的阻拦。丈夫为此非常失望，至今一直处于分居状态。

 离婚后抑郁的男人

患者男，31 岁，心情低落行为退缩 6 个月余。初发病时有离婚这一诱因。既往体健。诊断：抑郁状态。

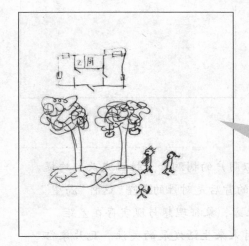

图 3-3　离婚后抑郁患者所画

画面中出现明显的情境和情节，代表画者的理想或痛苦的部分。该图中能看到明显的两棵树相伴以及三角人物关系，揭示了画者现实中三角恋情的痛苦。需注意，心理咨询师看到画时内心会有猜测和投射，但未必正确，务必要听画者自己的描述后再作出判断。

"房树人"分析：

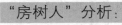

图中两棵树和基本对称的房子，都提示伴侣关系。

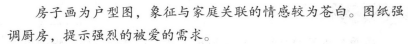

房子画为户型图，象征与家庭关联的情感较为苍白。图纸强调厨房，提示强烈的被爱的需求。

树冠凌乱，代表焦虑和躁动不安的情绪状态。树根部分均象征本能欲望活跃。

图中两个人同时向左，提示某种关系，另一人持刀，面向前面两人，刀是内心愤怒和攻击性的投射，可能与这两个人有关。持刀者整体笔触纤细，代表内心存在强烈愤怒，但心理能量明显不足。

此图情节性较强，询问患者得知，拿着刀的人是患者自己，树下的人是患者前妻及与前妻有感情纠葛的人。

 分手后抑郁的女孩

患者女，24岁。情绪低落时常哭泣4个月，患者经常哭泣，伴早醒、食欲缺乏、头疼等多种不适，初发病有失恋的诱因（迫于家长反对的压力）。

既往体健。诊断：抑郁状态伴躯体化症状。

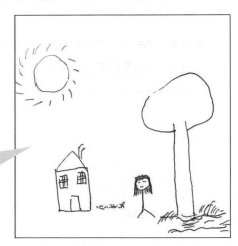

图3-4　分手后抑郁患者所画

图中太阳很大，人很小、单薄，且没有双臂，可以推测画者目前处于与遭遇分离、丧失相关的抑郁心理状态，非常需要心理支持。

画面整体笔触纤细,提示渴望支持。窗户栅栏样,提示内心防御。

结合整个房子常规的画法来看,此处门没有把手,代表主动性弱。烟囱向右侧弯曲,象征性压抑。

树冠代表自我意识,而树干代表成长,图中树干明显较长,象征精神活动丰富,但没有充足心理能量作支撑。树根部的土壤做了反复描记,提示无意识中的本我需求与冲突。小草即代表一种生长的欲望,也象征掩饰。

画中最不协调的部分是人物身体用单薄的直线描绘,给人难以支撑头部的感受,象征患者目前缺乏支持与力量,同时现实中行动能力弱。而头发描画清晰且细碎,代表多思虑和易情绪化的心理特征。

左侧的太阳是渴望亲人支持的象征。

恐惧教学事故后抑郁的大学教授

患者男,55岁,大学教师。心情低落烦躁伴多梦早醒5年。

既往史:脑梗6年。诊断:抑郁状态。

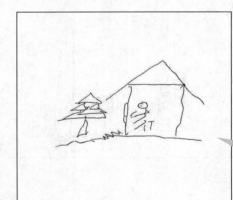

图3-5 恐惧教学事故的患者所画笔触消散且人在房内的图,可以从不安全感和挫败的角度去理解。

"房树人"分析:

画面整体居中,代表内心不安全感,但努力维持内心平衡的状态。笔触纤细僵硬,象征无力而固执的感受。

人画在房子里,代表明显的缺乏安全感,寻求依靠,或期望能躲避某些外在的压力。人左侧面,从房子"门"的角度看,房子也是左侧面,象征人际关系的距离感,隐匿情绪情感,被动的处事方式。人在房子里,树在外面,反映了自身与现实环境之间隔阂或不协调的关系。房子屋檐明显下垂,代表意志薄弱,被动的倾向。人物上身与下身断开,也提示行动力不足,不稳定。叠层的树冠代表丰富的精神活动,但树干倾斜,给人一摇摇欲坠的感觉,难以支撑,象征自我内在被阻碍的精神活动。尖形树冠及屋顶,都有遇压力易怒的情绪特点。

心理咨询师在咨询中得知,患者出生在知识分子家庭,从小性格内向,处事被动,对自己要求完美,科研工作努力,多次获全国奖项。

5年前患者开始带研究生的基础课程。学校规定,上课老师迟到2分钟算教学事故,3分钟算严重教学事故,而且如出现事故将在5年内不能评高一级职称。

患者的课程经常是早上第一节,他过去间断出现过闹钟没把自己吵醒的情况,因此他设了4个闹钟叫醒自己。慢慢地,他每天四五点钟就会醒,且早醒后再难入睡,就算睡着了也会做各种和迟到有关的噩梦,遂出现抑郁状态,丧失兴趣,易紧张焦虑,现勉强完成日常工作。

担心丈夫背叛而抑郁的妻子

患者女,34岁,心悸心慌恐惧一年。情绪低落,易恐惧、孤独。
汉密尔顿抑郁量表:18分;汉密尔顿焦虑量表:20分。
既往体健。诊断:抑郁焦虑状态、惊恐发作。

患者一年前丈夫经常出差，自己在家看了很多言情小说，小说中出现许多有关"婚外恋""情杀"的情结，从而担心丈夫背叛自己。患者虽然知道丈夫一直对自己很好，只是公务出差，但恐惧孤独的感觉仍然明显。若丈夫在家，患者的症状便会明显好转。

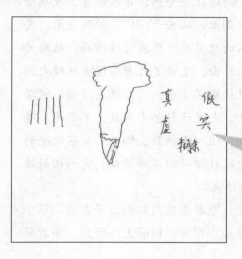

图 3-6　担心丈夫背叛的患者所画

　　当画者未按照"房树人"的指令画图时，其内心已经被满满的情绪所占据，所画内容通常代表极其强烈、抑制不住往外涌的心理创伤，非常具有评估和治疗意义。

"房树人"分析：

　　画面构画缺乏逻辑性，象征难以平静的混乱心理状态。

　　房子以五条纵向线表示，代表对家庭的现状明显不认同，同时纵向线条代表有关权力的男性化象征。

　　树外形像男性生殖器，与纵向线条代表的"房子"有同样的象征性——代表对"两性"问题的困扰和困惑。

　　人物代表心理上和躯体上的自我，没有画人，代表对自我的忽视，或不愿表达自己的强烈防御。

　　右侧文字"真、假、虚、实、糊涂"，表达了患者对另一半的真实状况或两人的真实关系非常困惑的心理状态。

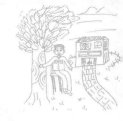

第2节 焦虑案例

焦虑障碍常常指的是因对事物过度的害怕和担心所引起的一系列精神、行为和躯体的反应或改变为特征的障碍。因为有了与事实不符的过度担心和害怕的心理，焦虑的个体常会采取主动回避的方式远离给自己带来恐惧感的情境，或是带着强烈的害怕和焦虑情绪去忍受环境，也会常常伴有肌肉紧张、心悸、心跳加速、出汗、发抖、胸部不适、腹部不适、头昏、发冷或发热等躯体症状。

弗洛伊德将焦虑理解为警告自我危险即将到来的信号，以激活防御机制来避免严重创伤事件的发生[36]。焦虑患者最明显的性格特点是负面思维、灾难化思维和多思多虑，承受某些已知或未知压力的能力不足。例如，有分离焦虑的个体，会持续、过度地担心与依恋对象的分离；有特定恐怖症的个体所害怕的事物在他人看来可能实际上并不可怕；有广泛性焦虑的个体常常无法控制地担心诸多事件从而无法专心做眼前的事情，成年人会担心工作、健康或一些很小的事情如做家务或约会迟到，儿童则会过分担心他们的能力下降或表现不好，这些担心的焦点会在不同的主题间迁移；患有惊恐障碍的个体会反复出现不可预期的突发性的强烈害怕或不适感（如心悸、出汗、濒死感等），并常在几分钟内达到顶峰，且持续担忧再次发作或可能的灾难性后果，也可能出现行为回避[32]。

在临床中遇到的焦虑患者，常常倾向于急切表达自己的诸多症状而口若悬河、滔滔不绝，又无法聚焦在具体事情上。此时房树人绘画投射测验的方式就显得更具有优势：既帮助他们展现内心期待，也能使医生尽快找到应激事件，从而有效率地完成一次问诊接待。

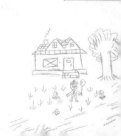

缺乏安全感，与家人不亲密的女大学生

　　患者女，21岁，南方人，现在北京读大学三年级，工程专业。心烦、焦虑3年，压力及思考问题时自感反应迟缓，记忆力下降、受情绪影响的头痛等多种躯体化症状。

　　既往体健。诊断：焦虑状态伴躯体化症状。

　　患者父母是教师，家庭道德观念重。3岁时弟弟出生，父母因照料弟弟将其送到姥姥家寄养，小学后送回父母身边。患者自小不安全感明显，担心做错事，看重外界评价，易有远大不切实际的憧憬。现与父母、弟弟很难亲密，但无明显冲突。生活中很难融入亲密的朋友关系。

　　3年前初发病，有高三时的感情诱因：因暗恋的男生与自己同桌相恋，导致学习成绩下降，遂出现注意力不集中、头痛等躯体化症状。后同桌调走，患者在学校时刻关注男生是否在关注自己。高考顺利，虽主诉症状明显，但其大学三年成绩优良，计划保送研究生。

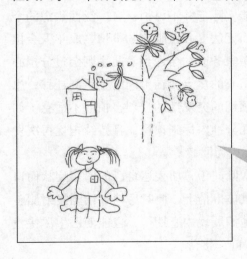

图3-7　缺乏安全感的患者所画

　　明显的花草大概率象征着心理退行、孩子般的状态，心理咨询师可以从心理发展不成熟或退行的角度来理解。花朵的存在一般与感情相关。

144

　　"房树人"分析：

　　整体比例协调性差，提示自我控制能力欠佳。

　　房子结构清晰，而径深较远提示回避的心态和成长中缺乏的

安全感。圆圈状的烟囱烟雾象征被压抑的性萌动。

　　树大，渴望接触外界，有理想；树枝树干相连但中空，象征负面情绪多。树上有树冠画花叶，此处象征心智退行，掉下来的靠右侧树枝位置，象征丧失的爱情，与患者现实发病诱因相符。右上的枝叶挺拔，象征对计划和具体事务的关心，关注细节多思虑。

　　人物是一个小女孩，提示心智偏小，手大，象征渴望自己支配生活，没有腿脚，象征行动力不足。

情绪不稳定，内心焦虑的总裁

　　患者男，34 岁，间断头晕 3 个月，长期睡眠质量差。

　　患者在大公司任总裁，事业心强，未婚。患者是独生子，父 85 岁，母 70 岁，与父母关系紧密，担心父母身体。患者母亲有强迫思维和行为 50 余年，有抑郁轻生病史。

　　既往体健。诊断：焦虑状态伴躯体化症状。

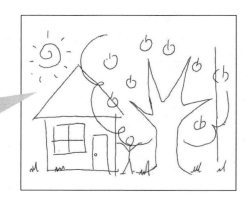

图 3-8　内心焦虑的患者所画

　　画面饱满充盈、构图基本合理的画法，加上有苹果及太阳，提示画者有可能是现实中的成功人士，也有可能是现实不如意但内心很自恋的状态，心理咨询师需结合现实资料以准确评估。

"房树人"分析：

　　画面超过原始纸张的 2/3，树冠饱满且有许多果实，提示强调自我价值感，好胜心强。

　　房子和树距离紧密，人在中间，代表寻求安全感。较大的窗

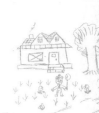

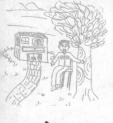

户和门，提示与外界沟通顺畅，现实中患者的人际交流正常。

树冠较大，树干树枝连接且中空，代表情感丰富，但情绪传递不通畅。尖形树枝也象征不稳定的情绪与攻击倾向。

符号化的人物，也代表某种心理能量不足。

太阳象征温暖，而左侧的太阳象征更多的渴望来自母性的关爱。

许多的小草象征空虚感。

此类画法的画者，可能是现实中能力较强的成功人士，也可能是目标远大心比天高，但实际未必如愿的人。

 极度依赖丈夫的妻子

患者女，27 岁，心情焦虑紧张 1 年，伴失眠头晕等多种躯体不适感。初发病有工作压力诱因，已婚，未育。

汉密尔顿抑郁量表：6 分；汉密尔顿焦虑量表：21 分。

既往体健。诊断：焦虑状态、躯体化障碍。

患者与丈夫在同一单位上白班，发病前，自己工作岗位调到夜班，无法与丈夫一起上下班、吃饭与购物，内心很不愉快，继而诱发焦虑症状。

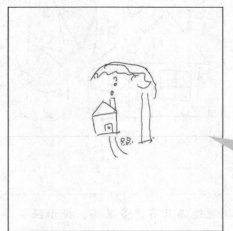

图 3-9 极度依赖丈夫的患者所画

树荫遮住人或房子提示依赖的人格特点，可根据其遮盖的大小判断依赖程度。该案例是患者极度依赖的表征。

"房树人"分析：

整体构图居中，代表内心不安全感，努力控制自己维持心理平衡。

房子只画一道门，门代表亲人对自己的接纳，提示依赖。此图没画窗户，考虑为内心防御，或人际交往单一。

两个符号化的小人在路的旁边，象征寻求与伴侣紧密关系和顺从形式的防御，自我价值感低。

树干树冠断开，代表创伤与漂泊感。树冠伞形罩着房子和人，象征较强的依恋关系，寻求安全感与保护。

经常头痛的教师

患者女，56 岁，中学管理工作。间断失眠头痛 20 年，加重 2 年，症状受情绪影响易发。

既往体健。诊断：紧张性头痛、焦虑状态。

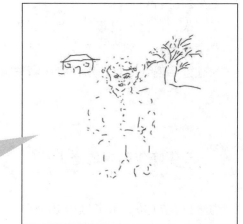

图 3-10 经常头痛的患者所画

人明显比房子和树大，提示有显著的自恋人格特质。而断续的线条也代表易冲动，正向能量不强。

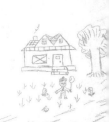

人物比例明显大且居中，径深较近，代表很强的自我中心意识，渴望自我表现和被关注的心理需求。笔触断续，代表易冲动、缺乏耐心的性格，与房子和树明确的笔迹有差别，也代表未必对自身有清醒的认识，不稳定感，也代表好面子但低自信和自尊。

房子比例最小，径深最远，代表对情绪情感支持的缺乏，也可能是对家庭的某种不满，房子细节均是常规的画法，无明显不良倾向。

树干粗壮，心理能量充足。树枝多且密集，象征追求自我价值，渴望沟通。树枝偏向右上侧，代表注重现实，批判意识强烈。

心理咨询师通过心理咨询得知，患者成长在儒商家庭，是独生女，从小被娇惯长大。她人格中存在明显自恋倾向、强势，听不得批评意见，易怒、易指责他人。

丈夫因不满她的脾气，经常采取沉默回避的方式，二人感情交流逐渐减少。现在女儿30岁，已经成家。

患者是中学教师，20年前升至校中层领导至今。患者升职后，经常对年轻教师发号施令，如对方不按照自己的意愿办事，便易发火。也常常责骂学生，动辄告请家长。现任校领导是从教育局"空降"来的，比自己年轻，她心里有些不服气、看不惯，经常不由自主生闷气，但又无可奈何。原本就有20年的头痛，近2年更为频繁，遇到心烦的事便会头痛失眠。

产生晚年焦虑的老人

患者男，71岁，间断眩晕3个月，自退休出现严重失眠至今。日常生活正常，自感生活质量有明显下降，对疾病及晚年焦虑感明显。

既往史：脑血管病4年，高血压4年，糖尿病2年，颈椎病确诊不久。

诊断：脑血管病、高血压、糖尿病、失眠、自主神经功能低下/紊乱。

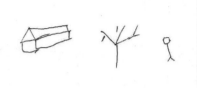

图 3-11　晚年焦虑患者所画

这是一种"只可意会不可言传"的解析方法，代表患者对未来的希望感不足，恐惧感和焦虑感明显。

"房树人"分析：

画面整体靠近上方，象征愿望，不稳定感。

房子似棺材，而且右侧面的房子象征对未来生活的关注，可知患者对死亡和疾病明显的恐惧。

而树枝干枯，心理能量耗竭。

人物符号化，对现状不自信。

当向患者求证"图中房子像什么？"时，患者表情凝重，苦笑不答。

与丈夫关系不和谐的年轻女性

患者女，25 岁，服务员，女儿 3 岁。6 天前突发剧烈头痛胸痛，发病时情绪失控，捶打自己大哭大叫。发病前有与丈夫生气的诱因。

既往体健。诊断：焦虑状态、惊恐障碍。

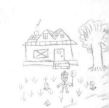

第 3 章　房树人绘画投射测验案例

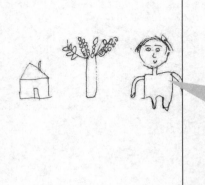

图 3-12　焦虑、惊恐障碍患者所画

　　两幅图的共同点是人物的比例均偏大,提示画者自恋的人格特征。头发重笔描记,提示多思多虑的性格。

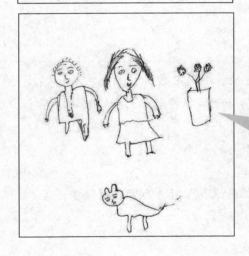

图 3-13　"两性心理投射测验"画

　　该案例患者 6 天前刚吵架,明显处于心理应激状态,难以直接评定图中哪些部分受现在状态影响,哪些属于人格层面投射,因此只能大致解读其当下状态。心理咨询师如需对人格做更深入了解,还需以后对画者再次施测。

"房树人"分析:

　　画面整体靠近上方,象征理想与现实有距离,不稳定的倾向。

　　房子小,象征家庭关系欠佳。

　　树枝和树叶排列有些凌乱,象征内心的一些混乱。

　　人体态宽大,象征自我意识强,以自我为中心,下肢粗细不一,给人不稳定感,象征矛盾心理。

两性心理投射测验"男人、女人、花瓶、狗"分析:

　　图中的异性象征伴侣,同性象征患者本人,花瓶象征性,狗象征钱财与忠诚。

患者把男性画在左侧，提示内心希望丈夫作为一家之主。

而女性比例稍大，渴望丈夫顺从自己的意见，强势及控制倾向，下肢粗细不一，与前张"房树人"画法相同，不稳定感，象征矛盾心理。衣服上拉锁明显且呈阴茎状，加之自己（画中女性）目光望向花瓶（象征性），提示夫妻生活欠和谐。

狗头画得像人头，狗的后半身和尾巴均细得不成比例，而画男人也是下半身短细，可能有同一指向性，或为暗示男方的某种生理功能不强。

感到内心孤独的女性

患者女，49岁，阵发性心悸、头部束缚感和失眠1年。症状受情绪影响发病。1年前丈夫工作调动至外省，同时孩子工作不顺利，暂时闲赋在家，经常与儿子发生冲突，一直处于焦虑状态，多次到心脏内科和神经内科就医，各种检查均未见异常。自述每天回到空荡荡的房子，内心感觉孤独失落。

既往体健，诊断：焦虑状态、心脏神经官能症。

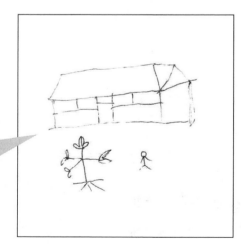

图3-14　心脏神经官能症患者所画
房子很大、人非常小的图画，一般与家庭关系不佳有关，也代表对家的渴望。树画成一枝花，一般常提示对感情和陪伴的渴求。

151

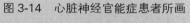
"房树人"分析：

画面笔触懈怠感，提示消极的心理倾向。

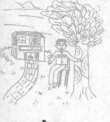

房子大而宽，象征压力和对家庭的看重依赖。树冠形状呈发散的圆形状，代表丰富而封闭的内心活动，树根、树干、树枝单薄，欠缺力量和支撑，提示情绪的管理和宣泄能力偏弱。树像一枝花，暗示内心对感情的渴求。

人物比例最小，符号化，比例不协调，代表内心弱小感，缺乏支持。

 ## 焦虑成绩排名的女高中生

患者女，16岁，高中一年级。间断头痛心慌1年，受考试等诱因易发焦虑状态，易紧张、负面思维。患者从小成绩优异，1年前升入重点高中后，自己在班里的排名靠后，此后出现症状。

既往体健。诊断：焦虑状态、惊恐发作。

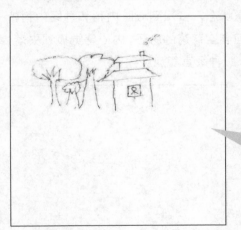

图 3-15 焦虑成绩的患者所画

多棵树代表高目标、高期待，或依恋融合的家庭关系，也提示集体归属感的需求。心理咨询师需要结合画者情况及其表述来考虑从哪个角度去理解。

"房树人"分析：

该女生智商高，父母照顾仔细、做事认真、对成绩名次很看重，不擅长人际交往，没有知心朋友，虽然表示很想与同学交朋友。

画面整体偏中心且居上，代表自我约束意识强。

房子和树紧凑，提示与父母较强的依恋关系。房子有两层，象征较高理想和渴望，一层与二层是分开的感觉，代表模糊的目标。烟囱笔画随意，但烟是规整的圆形，说明本能的性意识和自我道德约束的共同存在。

三棵树，可理解为丰富和强烈的目标及愿望，也可以理解为两棵大树是父母，小树是孩子，被关注和爱护的需求。树的布局也提示人际关系，从树的紧凑感可看出患者渴望融入团体，希望被认同的心理状态。

人很小，在窗户里，代表寻求安全感，性格胆小。站在窗前象征渴望与外界建立关系，但对自身未必有全面的觉察和自信。

人际关系紧张的女性

患者女，40岁，教师。心慌胸闷5个月余，长期失眠，并在幽闭空间里出现过两次惊恐发作，被送至心脏专科医院急诊。其后又多次在心内科就诊，各项检查（包括冠脉造影）未见异常。患者5个月前有家庭关系紧张诱因。

既往体健。诊断：焦虑抑郁状态、幽闭恐惧症、心脏神经官能症。

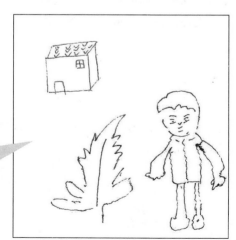

图3-16　人际不顺的患者所画

将树画成巨大的叶子是一种特殊画法，一般代表有强烈的情绪，但自己正在努力控制、压抑，是情绪疏导不畅的表现。

画面整体充实，但缺乏构图意识，笔触细碎，提示患者杂乱并渴望表达的内心情绪。

房子单薄，门窗画在对角，象征沟通中的距离。瓦片勾状，代表与愤怒有关的人际压力。房子与"树、人"距离较远，也象征对现实中家庭事务的无奈与回避。

树冠是一片大叶子，叶缘尖形还有数处断开，说明患者努力与他人建立关系，但关系不稳定。树干忽略，象征心理力量不足，情绪表达通道不畅，与客观环境的不协调，缺乏支持。

人比例最大，像一个小男孩，代表以自我为中心，心智幼稚化倾向，渴望无条件的爱。人物五官手脚大致详细和协调，说明逻辑性强，控制欲强。双腿一粗一细，象征"做与不做"或"内在纠结"的矛盾性心理活动。

害怕坐车的男性

患者男，55岁，阵发性心慌心悸4年，平时气短虚弱感，睡眠欠佳。曾两次住三甲医院心脏内科，多项心脏检查（包括冠脉造影）未见明显异常。既往体健。诊断：惊恐发作、焦虑状态。

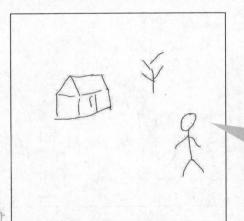

图3-17　害怕坐车的患者所画

笔触单一、纤细的画法提示心理能量低，缺乏支持。三者的位置又隐约提示疏离的关系。

"房树人"分析：

    画面整体简单，线条纤细，提示缺乏支持且心理动力低的内心状态。

    房子左侧面，表示被压抑的情绪情感，以及易自责的倾向。门描绘不确定，象征顺从并不坚定的立场，没有画窗户，代表人际关系被动，不安全感明显。

    树小枝杈单薄，象征精神动力低，树干单支，代表情绪表达不畅，上面两根树杈与树分离，提示某些意识层面的创伤体验。

    人物符号化，代表对自身缺乏全面客观的认识，自卑且被动的行为方式。人物画在右侧向左侧倾斜，代表渴望未来但被"过去"牵绊。此图房子为左侧面、门笔触不定、树枝枯杈和人物符号化等多处画法，均提示心理能量弱和被动的行为方式。

    心理咨询师在门诊的两次心理咨询中得知，患者性格内向胆小，做货车司机工作，4年前因开车未带驾照，被拘留。当时不了解法律知识，担心会坐牢再也见不到家人，出现第一次发病。此事虽然解决，但以后每当患者要出车时必发作，平时受情绪影响也会发作。

    患者的父母从其小时就在冲突，在其10岁时离婚，但仍住在同一社区。自己跟随爸爸，与妈妈不和。爸爸在多年前离家出走。患者与妻子常年吵架，两个孩子均在外打工，对于孩子们很少回家看望自己颇有怨言。

不敢哭的中年体育老师

    患者男，35岁，中学体育老师。间断心慌、头晕半年，数次濒死感惊恐发作，每次发作急诊检查心电图、心肌酶谱、血常规、生化，均未见异常。既往体健。诊断：焦虑状态、惊恐发作。

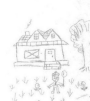

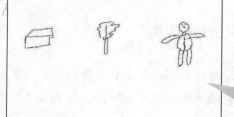

图 3-18　不敢哭的男性患者所画

画中的事物很疏离，通常代表现实的适应困难，或逃避的行为方式。

"房树人"分析:

整体画在靠上的位置，象征远大的目标与理想追求，但由于构画偏小，总体给人一种有追求但不自信的感觉。构画笔触简单，情感色彩淡，代表不易外露的情绪情感。

房子没有门窗，提示性格内向，人际沟通中存在较强防御，且行为被动。

树干深入到树冠内，代表情绪张力较大。树冠向右侧伸延，渴望未来的目标和愿望。

人比例相对最大，四肢机械地张开，代表强调自我价值，行动行为方式易参照一定规则。手脚未画，象征行动力弱。渴望得到关注，但现实中未必能得到满足。有些自恋，但整体能量不足。

心理咨询师通过心理咨询得知，患者父亲在酒厂工作，母亲是家庭主妇，自己有两个姐姐一个妹妹。母亲从小对他最严格，灌输了许多"男人不许哭""男人没有事业就是废物"等不良信念，并且这些信念已经深深内化为患者的处事原则。

患者在青春期叛逆父母时，偷了许多父亲酒厂的酒喝，每天喝半斤以上，为此曾休学半年。

现在患者有一个 10 岁的儿子，妻子是家庭主妇。因为没有良好职业发展空间，且体育老师不被校领导所重视，妻子多次讽刺其"软弱无能"。患者自己对工作已是不满，加之很在意妻子的评价，内心长期处于不快之中。患者不善表达，经常独自哭泣，但认为哭泣不是"男人"所为，所以一想哭时就借酒消愁。就这样，他把长期的负性情绪大量压抑下去，致使如今出现了躯体化症状。

在心理咨询室内该患者倾述自己的种种不如意，这时咨询师一句温暖的共情、安慰，来访者就卸下负担，随即大哭宣泄。

返聘后期望有作为的老教师

患者男，60岁，大学教师返聘。焦虑心烦伴乏力心慌等躯体化症状半年。

既往史：高血压 15 年、肾功能不全 1 年（现稳定）。诊断：焦虑状态伴躯体化症状。

患者在大学做教师工作，工作努力，成绩颇丰。半年前退休返聘，但工作中重要的任务都已由年轻人去做了，而患者内心仍渴望拥有成绩和荣誉，这样一来自己便没有机会了，因此与校领导和年轻教师骨干产生冲突，此后焦虑状态至今。

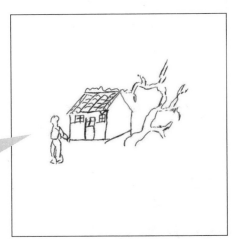

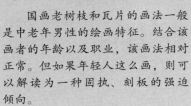

图 3-19　返聘后而焦虑的患者所画

国画老树枝和瓦片的画法一般是中老年男性的绘画特征。结合该画者的年龄以及职业，该画法相对正常。但如果年轻人这么画，则可以解读为一种固执、刻板的强迫倾向。

"房树人"分析：

画面构图描绘写实，代表理性、现实的内心状态。

房子右侧面，代表反权威及渴望支配的心理。窗户代表被动

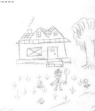

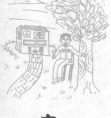

接受外界信息的能力，也可理解为观察和感知周围事物的能力，画面三个窗户，象征敏感的觉察外界各种信号的心理状态。瓦片细致，代表固有思维模式和现实压力。

树干树枝苍老，与患者年龄相符，树干右侧倾斜，对未来渴望但又有不稳定感，也代表现实中的压力。

人物画在左侧，提示怀念过去，人面向房子伸出手臂，象征渴望归属和支配的愿望。整张图给人一种矛盾和无奈的感受。

 ## 渴望亲密人际关系的女性

患者女，42岁，阵发性心悸3年，加重2个月。患者3年前初发病有工作中人际关系不佳的诱因，2个月前父亲去世，症状加重。

既往体健。诊断：心脏神经症、焦虑状态。

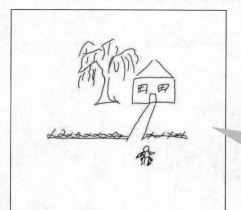

图 3-20　心脏神经症、焦虑状态患者所画

栅栏、篱笆与不安全感所致的自我保护有关。

"房树人"分析：

画面整体笔触僵硬有力，代表心理紧张与丰富的情绪。

树枝与树干脱离，枝条往下，象征消极、压抑、悲观的心理状态。

人物很小，且没有五官，代表不自信，而与房子和树远离，隔着栅栏，代表缺乏支持。栅栏提示不安全感，是自我保护的象征。

门代表人际关系和亲人对自己的接纳，图中人物站在一条通向大门的路口，象征渴望亲密和努力建立人际关系的内心状态，但似乎又有矛盾心理。

第3节 强迫、癔症与成瘾案例

强迫、癔症及成瘾问题是临床常见的病患及家属的主诉问题，这些症状互相区别又有一定的联系。下面我们将从心理动力学角度及症状学角度，结合精神分析的内容具体探讨症状的问题产生、大致成因以及一般解决办法。

从心理动力学角度来看这一组症状，均与个体早年经历过的创伤有关。一些学者推测，癔症倾向与右脑的形象、感性、想象功能相关，而强迫特征具有左脑优势的偏理性思维[34]。成瘾可以分为精神病性成瘾和神经症性成瘾，前者为低级的水平，提示个体的人格水平较低，如毒瘾、赌瘾以及酒瘾；后者的水平高，如运动成瘾、工作成瘾和阅读成瘾。精神病性成瘾与自恋相关，也与癔症特性中的个体极其需要获得满足感相关，因为成瘾和癔症个体在早年（通常是口欲期）这一全能幻想阶段，但往往没得到安全、满足和有价值的照料，问题便固着于此。神经症性成瘾和强迫相关，是一种强迫性的替代认同，因为强迫，个体往往会将认知和精神活动理想化，他们会转化和贬低自己的情绪、情感从而避免表达，例如用工作成瘾和遇事故作坚强来防御早年的孤单无助感。当然，这些高水平的成瘾如果不影响职业、社交和其他重要功能方面的损害，还是大有裨益的。

强迫障碍涉及强迫思维和（或）强迫行为，且它们过度或持续地超出了发育上相适应的阶段，从而导致个体十分痛苦（有对抗和自我纠正）以及某些正常社会功能的损害。强迫思维是频繁的想法、担心、冲动，使个体感受到侵入性的、非自愿的痛苦，有明显的反强迫意识和心理冲突。强迫行为是重复的仪式化行为或精神活动，通常是为了减少强迫思维激发的痛苦或者防止担心的事件发生，即使它们并不合理或缺乏现实联系。为了减少痛苦，患者通常是回避能激发自己强迫的情境。[32]

强迫障碍的起因除了学术界已充分关注的生物学因素外，心理成因也是不可忽视的。经典精神分析理论认为，天生具有高度躯体敏感性的婴幼儿，在经受大小便训练时被过于严格地要求，被控制、评判、规定的体验会使他们产生愤怒和恐惧。由于与排便相关，儿童会象征性地感到部分自我的肮脏、羞耻和该受惩罚，从而通过具有攻击性的象征排便行为，使自己获得掌控和清洁感，以抵消潜意识中的罪恶感。与此相反的情况是，过于缺少规则和关注的家庭氛围也同样容易产生强迫型人格，个体为了促进自己成长而想象出理想化的行为标准，而这常常显得极为严苛和缺乏情感，充满强迫性的动力。由于个体的发展固着在早年的问题上，其潜意识中的内疚感与全能幻想相互冲突，以至于出现强迫思维和强迫行为来支撑和维护自尊。

强迫症者在日常生活中的人际关系往往拘谨、呆板，他们缺乏适应力，当现实环境改变而出现压力时，往往诱使人格中的强迫发作。由于这些固着在早年的问题复杂而持续，目前通过长程心理动力学治疗、药物治疗（如5-羟色胺再摄取抑制剂（SSRI））和认知行为治疗（比如暴露疗法）相结合的办法，比单独依靠其中一种治疗能获得更佳的疗效。[34]

癔症是精神分析研究的开端，是以转换症状和解离症状为主的精神障碍。转换症状包括运动功能异常（如无力、麻痹、震颤或肌张力障碍、异常肢体姿势）及感觉异常（如触觉、视觉或听觉的改变或丧失）等，没有器质性病变的客观证据，且症状出现或消失受环境的影响较明显，是心理冲突以转化成躯体症状的方式出现。解离症状是一种觉知的改变，如意识、记忆、情感、身份的正常整合出现问题[37]。

弗洛伊德认为过度强烈的内心欲望可能是癔症个体的典型特征。癔症型的人通常在人际关系中表现为高度焦虑、情感强烈和过度反应，他们期盼爱情、关注和亲密感，具有较高的情感依赖性，倾向于寻求刺激，但又易出现应激的适应不良。癔症个体一般经历过严重的早期创伤，早期客体成为其恐惧的来源，所以在依恋模式上常常表现为主观上的无助和强迫性地寻求照顾，而这将深刻影响其今后的家庭和婚姻关系。经典精神分析理论认为，癔症个体意识层面遗忘的内容在潜意识层面会十分活跃，于是通过症状、付诸行动和反复体验早年创伤的方式来寻求表达。

因此，对癔症患者的治疗往往需要心理咨询师保持边界清晰、充满耐心、不带评判、公正、热情、接纳的态度，与来访者培养融洽的治疗关系，让他们重新认识到想要依赖的对象并没有利用他们，而是为他们的利益着想，这种前所未有的体验可以促进他们更好地发挥自主性，无需再充满防御或是扭曲地表达欲望，这往往需要进行长程的心理咨询[34]。

成瘾也属于广义的强迫范畴，是一种超乎寻常的嗜好和习惯性，甚至无法控制地反复渴求的状态，从症状学角度可以分为物质成瘾和非物质（行为）成瘾两类。本书案例中涉及酒精依赖和网瘾的案例，从生物学考量病因，是由于过度摄取这些物质能够直接激活大脑的犒赏系统，从而强化这些行为，大脑犒赏系统的强烈激活状态会导致个体正常的活动被忽略，从而影响其社会功能。非物质（行为）类的成瘾问题也是由于直接激活了大脑犒赏路径，这些行为并非适应性的，走捷径获得的愉悦感不断强化、成瘾，便影响了正常的生活。此外，在心理层面，那些自我控制水平较低的个体，因大脑抑制机制的损害可能特别倾向于产生物质成瘾。以"酒精依赖"为例，如果个体有严重的酒精使用障碍，可能会发生比较严重的后果：对饮酒的强烈欲望会使个体难以想到其他任何事情、学业或工作表现可能变差、可能忽略照顾家庭或孩子的义务、可能威胁生命（例如，醉酒时开车、游泳、操作机器）[32]。

近年来出现的网络游戏成瘾、购物成瘾、运动成瘾、性成瘾等一系列行为过度的模式，虽然由于缺乏建立诊断标准和病程描述的证据还未被列入《精神障碍诊断与统计手册（第五版）》（DSM-5）当中，但也已经危害到许多人的社交、职业、娱乐等正常生活。例如，过度追星心理与癔症中对理想客体的依附心理或象征性地与之融为一体有关，追星族习惯于将明星理想化，并产生"延展性"自尊，即认为"这个强者是我的一部分"。探究起因，笔者在临床中观察到那些有网瘾、过度追星等行为成瘾的青少年，大都跟与父母的关系不够亲密有关。

强迫、癔症和成瘾均是较严重的心理问题，往往需要药物配合系统长程心理咨询。通过房树人绘画测验，施测者能从画作中一窥端倪，例如，有强迫倾向者常常纠缠于某个细节反复刻画，癔症个体有时会展示出与性有关的元素，或是特别突出地画出有转换障碍发生的部位。

房树人

绘画投射测验——临床应用实践手册

父母严厉管教下的少年

患者男，17 岁，高中一年级休学中。强迫思维 2 年。

既往体健。诊断：强迫症。

患者父母均是工人，管教严厉，苛责体罚，从小便害怕犯错，胆小慎行，追求完美。2 年前他看到一档法制电视节目，节目里一男子从小被父亲打骂，婚后被妻子约束，随后一气之下把妻子杀死，此后开始胡思乱想，强迫思维。

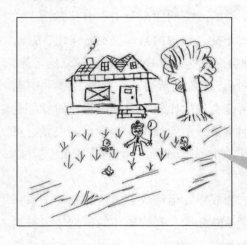

图 3-21　强迫思维患者所画

　笔触严谨、丰富且有力的画法，可以考虑强迫和完美主义倾向。

"房树人"分析：

整体构图和谐，具有生命力。笔触断续描画，象征追求完美，强迫倾向。

房子复式，象征理想主义，房顶象征理想与现实的距离，房顶部和门均有窗户，代表常用审视的态度看待自己。

树比例适当，树干树冠相通，象征自我情感和精神活动尚融洽，树冠封闭，且内部线描发散，提示封闭的倾向和内心的凌乱。

人物头大，象征思维活跃，人物线条僵硬，提示行动能力不足。

气球、小草与环境结合，象征了渴望轻松的愿望。

162

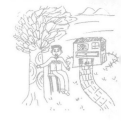

渴望抱孙的婆婆

患者女，56岁，强迫行为伴记忆力下降已有15年。初发病时有离婚的诱因。

既往体健。诊断：强迫状态。

患者15年前离婚后，靠打工独自抚养10岁的儿子，后来创业比较成功，目前赋闲在家。患者说，最初时总担心孩子一个人在家会发生危险，此后她逐渐开始反复检查门窗和强迫洗涤衣物。目前患者总希望儿子儿媳要一个孩子，儿媳人工流产数次，暂未育。

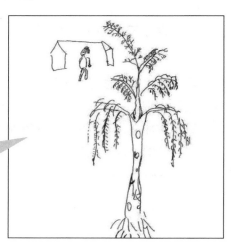

图3-22 强迫状态患者所画

当一幅画中的元素明显比例失调时，提示画者的创伤情结。如在该图中，巨大的树代表强烈的没有被满足的愿望。房子不完整一般代表画者认为家是失败的，或对家非常不满。

"房树人"分析：

画面树的比例最大，房子与人较小，且构画欠完整，代表内心能力不足所致外在"强大"的防御方式，树大人小也提示寻求依赖。

房子画的不完整，象征现实中的"家"难以给患者足够的安全感与支撑。人物描画不清晰，提示自我接纳程度较低。结合整个人物来看，没有画右胳膊，象征渴望亲人的支持。

树很大，但树枝叶子呈柳树样下垂，给人一外强中干的感觉，

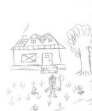

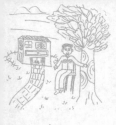

或愿望未满足。细碎描画的树叶，带有强迫倾向。画中树叶是从主干分出的较粗树枝往下垂的，代表谨慎犹豫，也提示能量的消减或无奈无助，而路径清晰的树枝，也提示患者较强的计划性，不习惯应对变化。树干上的圆圈，象征无意识中未被处理的情结。突出的树根，代表纠缠于过往经历，同时也象征内在的本能需求。树画得非常突出，希望此树枝繁叶茂，但所画非所愿。就如患者希望家族人丁兴旺，然而儿媳生育屡屡受挫。高大的树，下垂的树枝，伸向空中的细枝，恰如其分的表达了患者心中强烈的愿望和无奈的现实。

 ## 四肢无力 20 年的男性

患者男，51，务农。阵发性四肢无力 20 年，受情绪影响的发作，生气时更易出现，间断失眠。其父母重男轻女，自己最受宠。组建家庭后，常与妻子有冲突，喜欢掌控，易发脾气。

既往体健。诊断：癔症。

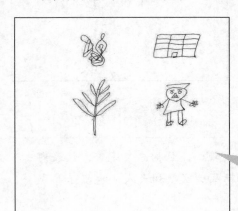

图 3-23　癔症患者所画

怪异的画法，与伪装性、癔症或表演型人格有关。

"房树人"分析：

房子格状，提示强迫倾向，防御心理重，单一的思维方式。向患者确认，说所画是楼房，也提示好强与追求完美。

树涂抹痕迹，象征成长中的瑕疵和自我否定，后画的树枝对称，象征刻板及原则性强的价值观。

人物没有眼珠，象征关注自我，而忽视他人的感受，牙齿明显，象征强迫和虐待倾向，批判意识强，原始单一的思维方式。胳膊纤细，手明显，象征习惯操控，但缺乏力量。

用生病挽救家庭的孩子

患者女，15岁。阵发性左下肢无力伴震颤9年，症状受情绪影响易发。目前患者上初中三年级，在校人际关系稳定，成绩中等。

既往体健。诊断：癔症。

患者初发病是在6岁时父母闹离婚，她出现左下肢无力震颤的症状后，父母带其四处就医，没有再提离婚的事情。此后每当父母冲突或提及离婚的事情，就会诱发她的症状。初中以后患者住校，自述很担心父母在家有没有争吵，那时会经常以发作为名回到家里看看，那样就放心了。

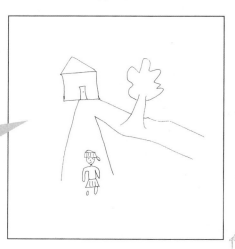

图 3-24 患癔症的初中女生所画

明显的矛盾对立画法，比如，该图中的人和树各在一条路上，提示着矛盾两难、悬而未决的现实状态。

画面整体笔触流畅，构图居中，提示寻求稳定的内心需求，画面径深较远，象征对外界的审视态度。

房子无窗户，结合房子整体常规画法的风格，提示人际关系中被动的防御机制。房前的岔路象征着内在冲突或某种矛盾心理。

路提示与现状有关的冲突，两条路让人联想到分道扬镳，家才是唯一的结合点。若一条是正道，那另一条就是歧路或歪路，种一棵树权当"拦路树"吧。树象征人的心理自我，因此患者把树"不合时宜"地画在路中央，也可理解为被动的防御机制，是否提示用某种自感矛盾的方式来应对现实中可能存在的冲突。

人物整体描画尚清晰，但左下肢与躯干断开，象征目前患者左下肢阵发性无力震颤的症状。

酒精依赖的中年男性

患者男，45岁，公务员。焦虑易怒、酒精依赖5年，初发病有应酬较多，被人笑话酒量不行，后大量练习饮酒，遂酒精依赖。

既往史：酒精性肝损害3年。诊断：焦虑状态、酒精依赖。

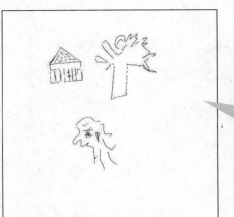

图 3-25　酒精依赖患者所画

人物侧面且强调耳朵，是许多好面子国人的常见画法。因此，心理咨询师与患者解图和心理咨询的过程中，需注意维护其自尊。对于只画出人像一部分的情况，注意勾勒出全人像的大小以参考，也可询问患者为何只画这部分而未画全身。

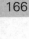

"房树人"分析：

画面整体和谐，现实中工作生活稳定。

房子栅栏状，象征有防御心理，屋顶描绘细致，经求证象征早年严厉的管教，与内化了的规则。

树枝不连贯，象征心理能量的消散。树冠明显不对称，提示某种矛盾或纠结的心理，树冠凌乱，右侧明显大于左侧，也提示对未来事业的思虑和担心。

人头比例大，代表精神层面活动多，多思虑，眼睛耳朵着重，说明对负面信息和评价敏感，而侧面像代表与环境保持距离，不愿过多表达内心想法，对自我认识的局限和否定，脸朝向左侧，象征留恋过去。若按比例画出全人像，一定远比房树还高大，提示很自我、很自恋，很在意他人对自己的评价。

被妈妈控制的网瘾少年

患者男，14岁，初中二年级学生。阵发性心慌胸闷半年伴网瘾，受环境影响惊恐发作数次，失眠。患者自发病起休学至今。

既往体健。诊断：焦虑状态、惊恐发作、网瘾。

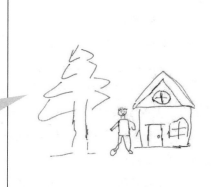

图 3-26　惊恐发作患者所画
将人放在房与树之间是常见的画法，可能正常，也可能有缺乏独立性的依赖特质，因此并不能完全据此判断画者的心理病理状态，需结合访谈的情况。

构图整体饱满居中，代表对现实中自我的在意，此画法患者易在现实中遇到压力后，努力维持理性的面貌。

房子结构端正详细，笔触细碎描迹，尖形房顶，表明对家庭既依赖又否定的冲突状态。门窗较大，而且屋顶上还有窗户，表明渴望被理解和关注，现实中易有自我表现的行为。双线描绘尖屋顶，提示成长中的约束与管教。

树占画面比例大，树冠丰满且与树干相通，象征患者活跃的精神领域活动，情感丰富，富有想象力。与房子描绘细碎的笔画不同，树的线条一气呵成，构画最快，代表追求随意随性的生活状态，"假想观众"式的以自我为中心。树冠尖形，与房顶提示相同的含义，即遇压力易出现愤怒等攻击性情绪。树干与地面不衔接，象征不拘小节，随性的状态，但给人一种不踏实的感觉。

人画在房子和树之间，偏向房子，提示依赖家庭或家人朋友。头发用几根线表示，提示希望简单的生活状态。人没详细的手脚，提示行动力不强。

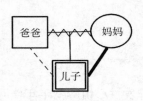

图 3-27　患者家庭图

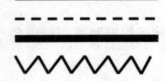

图 3-28　家族关系线

在患者家庭图中，方形为男性，圆形为女性，圈双层线的是患者本人。图中水平的横线连接代表两人是夫妻关系，垂直的竖线连接代表的是父母与孩子的关系。

图 3-28 是家庭治疗中常用来表示家庭成员之间关系的"关系线"，代表了四种家庭关系：细线条是关系普通，虚线是关系疏离，粗线条是关系紧密（感情紧密或一方控制另一方，均为关系紧密），曲折线是关系冲突。

该患者父母关系冲突，患者与爸爸关系疏离，同母亲关系紧密（母亲控制儿子）。

心理咨询师通过心理咨询得知，患者半年前在操场上散步，被同学撞倒，膝盖、手肘、头部都被轻度撞伤，当时第一次出现惊恐发作，此后每当妈妈唠叨自己的时候，便会发作，3个月后，只要有情绪波动诱因便发作。

患者是独生子，爸爸长期在外地打工，妈妈一手把他带大。妈妈在物质上对患者很溺爱，重视他的学习成绩，管束说教很多，他说："只要我在妈妈身边，妈妈就会一直唠叨我和爸爸的缺点，不会停下来，无论我做的多好，她都能找到不足。"

初中的时候，患者因为手被同桌用铅笔不小心割伤了，妈妈就找到那个同学，要求赔偿，大闹了一个礼拜。此后，同学和老师对他疏离了很多。

半年前，患者被撞伤的时候，当时摔得很疼，想到妈妈看到自己的伤口又要来学校闹，便引发了焦虑，遂出现惊恐发作。

患者在休学的半年中，会在家中上网打游戏，患者说自己从小家教很严，业余时间也总要学习，休学后自己没有其他爱好，就慢慢沉迷于网络。他还谈到，在游戏中很多事情他能做主，每过一关自己都会有一种成就感，而这种感受是他在家里和学校难以获得的。

不少家长对孩子的网瘾深恶痛绝，甚至掐掉网络，阻止孩子上网，谆谆教导，让孩子把精力放在学习上，却少有家长能很好觉察、反思，网瘾折射出亲子关系早已亮红灯。

第4节　躯体化症状案例

躯体化，顾名思义是以躯体症状的形式表现出内心冲突或情绪痛苦的过程。躯体化症状从心理动力学角度理解，是由于一系列无法被消化处理的负面情绪（如担心、恐惧、失望、愤怒、哀伤）与心理冲突造成的，它们无法被言说、被表达、被满足，从而通过身体症状表现出来。前文提到的癔症转换障碍也属于广义的躯体症状及相关障碍范畴。生物医学模式习惯割裂式地使用精神—躯体二元论，但实际上人体却是一个思想和躯体、生理和心理相互协调统一的系统。当个体的问题在心理、思想上没法表达，就会通过躯体去表达，症状试图在跟个体沟通交流心理上哪一部分不对劲了，这是患者的躯体和心理在互动，也是一种常见的防御过程[34]。

在临床中，促成躯体症状障碍是多种因素互相影响的结果，包括遗传和生物易患性（例如对疼痛增加的敏感度）、早期创伤（例如暴力、虐待、剥夺）和习得性（例如，通过疾病获取关注，缺少对痛苦的非躯体化表达的能力），以及社会文化因素（与躯体痛苦相比，去表达内心痛苦是不被理解的或会受到歧视）。

躯体化症状可以存在于各种精神心理障碍和心身疾病之中。在《DSM-5》中，有一个以躯体化症状为主要表现的疾病：躯体症状障碍。躯体症状障碍指患者有明显的躯体症状，可涉及身体的任何系统或器官，对于症状有着过度的担忧，且常常持续半年以上[32]。

存在躯体症状障碍的患者常常在当下有多种躯体症状，无论是否有器质性基础，治疗者要肯定这些症状所导致的个体的痛苦感受的真实性。症状最常见的是疼痛，有可能是特定部位，例如过敏性大肠综合征、应激性结肠综合征、纤维肌痛，也可能是相对不特定部位，例如慢性疲劳综合征、慢性不明疼痛，或者经常变化。尽管个体主诉他们的感受非常严重，但这些症状一般并不预示着严重的疾病。这些症状对个体的心理困扰是明显过度的，个体所体验到的痛苦全部聚焦在躯体症状上，便会过度就医、化验和检查，然而也不能减轻其困扰。个体可能因为相同的症状寻求多个医生的服务，他们常常对一般意义上的医学干预没有反应，并且新的干预只可能会加重症状；他们很有可能对药物的不良反应极其敏感，也有一些人感到医学评估和治疗还不够充分。

躯体症状障碍发病的常见人群范围十分广泛，从低功能的人格障碍到具有追求完美、强迫特质的行业精英领袖，都可能产生躯体化症状，只不过前者是由于人格缺陷所致心理功能薄弱，而后者是由于过度的压抑隔离情绪。研究表明，负性情感（神经质）的人格特征与大量躯体症状有关，他们的躯体症状障碍往往与焦虑或抑郁共病；躯体症状障碍在那些受教育较少、社会经济地位较低，以及近期经历了应激性生活事件的个体中更多见[38]。

正是基于躯体化症状患者无法流畅地表达现实心理原因，如果临床医生或心理咨询师能通过房树人绘画分析疗法，从患者投射到画作的症状意义中略窥一斑，寻找到患者自我过去发现不了的问题的蛛丝马迹，很可能就会帮助患者领悟问题的实质或部分减轻病症所带来的痛苦。

思维迟钝的年轻工程师

患者女，27岁，工程设计师。胃肠不适感2年，并自感思维迟钝，表达费力，工作效率明显降低。自述两年前有与上司冲突，从而调离原工作岗位的诱因。在家是独生女，自幼受到细致照顾、缺乏挫折教育。

既往体健。诊断：焦虑状态伴躯体化症状。

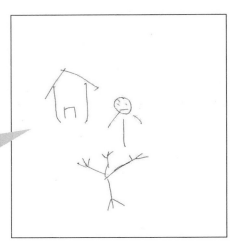

图 3-29 胃肠不适患者所画

在解图时，要注意人物表情所代表的含义，这可能是画者现实的心理状态。心理咨询师可以想象自己是画中人，代入这个人物当下的状态，如此有利于更了解画者内心。

"房树人"分析：

画面整体不稳定感，"房树人"造型零散，表明患者消散的心理能力。

房子顶与墙壁分离，没画地基，象征不切实际的想法和不稳定的立场，也可能提示成长过程中的分离焦虑。

树有枯枝的感觉，代表失落的情绪，人际关系适应差。树总

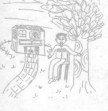
体往左侧倾斜，代表与母性相关，感性的内心。

人物符号化，对自身认识不足及自卑感，头较大，画出眼睛和嘴，说明思维比起行动力相对较活跃。表情看起来有紧张感，眼睛朝向的画面位置象征的是"起点、迟滞"和"过去的伤痕"，代表未被解决的现实事件和内心冲突。躯干和双腿用一根直线代表，说明不稳定和犹豫的心理状态，也代表行动力匮乏，现实感弱。

 ## 成长中有创伤的女孩

患者女，17岁，高中二年级。胃肠不适感1年，注意力不集中，心情低落。既往体健。当地已诊断有胃肠神经官能症，但患者和家人不太认可该诊断，仅间断服用抗焦虑抑郁药，效果差。

患者小时候由爷爷奶奶带大，爷爷管教严格，有体罚等行为，奶奶温柔贤惠。患者初中回到父母身边后，父母经常冷战。爸爸管教少，关系较远。母亲教育方式情绪化，易焦虑及控制。患者从小成绩良好，1年前因受父母冲突影响，考试失利，从而出现焦虑抑郁及胃肠躯体化症状。

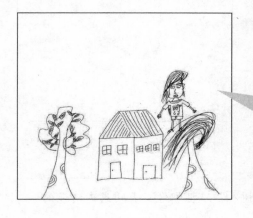

图 3-30　胃肠神经官能症患者所画

每张图中最特别的画法都是有意义的，可以由此开展工作。如该图中，最突出的是两棵风格迥异的树，它代表了画者在现实生活中的冲突、矛盾、两难，此处就是心理咨询师去解读画者困扰和心理问题的一个通道。为提高解图的准确性，心理咨询师不妨直接询问画者：您为何画了两棵树，分别代表什么？

"房树人"分析：

画面整体构图欠协调，人悬空，两棵树风格迥异，象征内心有冲突和分裂倾向。

房子窗户多，象征接受信息，代表与人被动接触的方式是警觉的。房顶排线描画，象征明确的现实压力。房子左侧面，提示被压抑的情绪和自责感。

　　两棵树结合患者现实，左侧的象征爷爷奶奶的家庭，树冠封闭，枝叶写实，代表循规蹈矩但实实在在的生活。右侧的树象征父母的家庭，树干向左侧倾斜，代表情绪化的氛围。树冠向左下倾斜，代表被过去的创伤经历所影响，对未来缺乏信心。树干上的伤疤，提示着在两个成长家庭中均有创伤出现。

　　人画在半空中，代表不稳定、不安全的内心感受，现实中的自我定位不清晰。人头发五官描绘细致，很在意自我形象。人靠右，向左看，象征人在父母家，心向爷爷奶奶家。

思念远方孩子的老妇人

　　患者女，74岁，胃肠不适感、便秘一年半。自发病以来患者一直在消化科规律服消化类药物，效果差。患者心情低落，无兴趣，人际交往明显减少。

　　既往史：椎管狭窄术后 8 年，现状况良好。诊断：胃肠神经官能症、抑郁状态。

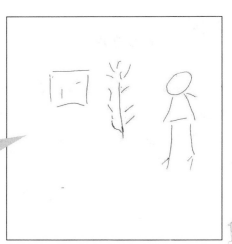

　　图3-31　抑郁状态患者所画
　　在笔迹分析心理学中，从左上到右下的画法代表着死亡恐惧和消极的认知特点。且该图的笔触之间不接触、不连贯，看起来纤细、缺乏情感，可以理解为是与丧失、死亡相关的构图。

房树
人
绘画投射测验——临床应用实践手册

画面左侧构画小，右侧大，代表希望摆脱现状的心理期待。线条断续，代表缺乏耐心易怒的性格特点。

房子符号化，没画门窗，仅以两条细线代表，提示回避与他人接近，退行的心理防御，但也可表示对家的现状的不满。

树干纤细，生命力不足，树枝与树干不相连，代表精神活动消散，但树枝均往上生长，也代表感性而追求快乐本能的精神活动。

人只画了头躯干和腿，并且画在了右侧，代表有内心期待但不明确，人际关系被动无奈，自我与环境的不协调和无所适从感。人比例大提示强烈的自我意识，不能接受自我状况不佳的现实，但内心仍渴望得到全面的照顾和呵护。

通过心理咨询得知，一年半前患者的两个孩子出国，虽然有老伴的陪伴，也请了保姆，生活还算优越，但总思念孩子。以前孩子只要回家，就会经常买各种美食孝敬自己，孩子出国后，患者逐渐出现了胃肠不适感、便秘和抑郁的症状。每当孩子回国看望自己，患者的食欲便会好转很多。

老年患者的画图容易出现内容单一，简单化、线条简短、断续，画的物体似像非像，体量偏小。

爱紧张逃避的女孩

患者女，14岁，胃肠不适感1年。在学校时症状较明显，在家里时较轻。

既往体健。诊断：胃肠神经官能症。

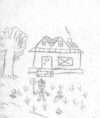

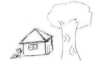

图 3-32 紧张回避的女孩所画
人坐在房子或树下面,可能是渴望休息,现实中过度疲劳,也可能是适应障碍。

"房树人"分析:

画面整体紧凑,提示需求依靠,而画在纸的右上侧,代表对生存能动性对自我的重要性。

房子反复描迹,代表内心紧张,防御心重,有强迫倾向。房子右侧面,提示反权威的心理。强调窗户,代表警惕性高,易捕捉周遭信息。门画在侧面,象征内心防御,或对家庭的不认可。

树比例协调,精神活动与心理能量尚充足,树干疤痕提示成长中的创伤体验。

人蹲靠在房子一角,面向左,代表无助和回忆过去的心理状态,处理方式多为回避,也代表愿意和女性靠拢,回避男性。但画面整体偏右,也可能现实中受父亲的影响较大,需要向患者核实。

从整体看,画者多思虑,做事细致认真,但内在正向能量有待提升。

考前易焦虑的中学生

患者女,15岁,初中三年级在读。间断头痛头晕2个月。患者成绩优秀,发病前有考前压力诱因。

既往体健。诊断：紧张性头痛、躯体形式障碍。

患者的父亲是教师，母亲做高级管理工作，家庭关系和谐，母亲非常注重其学习成绩。患者性格好强，遇挫折易采取回避的行为方式。

笔者接诊时，该女生很文静、声音细小，能意识到在后来的站位游戏中身体后退与学习压力有关，但其又不愿承认自己抗压能力弱。

笔者引导如下站位游戏：让其自如选出一人来扮演"压力"，她选了一位女士。当该女士站在其前面2米，并逐渐靠近时，患者向后退了两步。笔者询问患者："你会想到谁？""想到我妈妈。"她回应道，同时不自觉的用左手去扶头部。

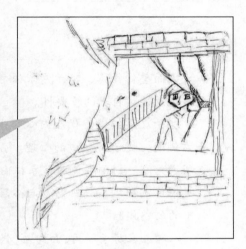

图 3-33　紧张性头痛患者所画
具有美术功底的画者可能会用艺术思维去构图和着笔。该案例的画法在房树人图中罕见，但在美术作品中很常见。此时可以用共同因素去理解，例如，笔触是纤细还是深重？房子是沉重的砖块累积，还是轻松曼妙的线条？以及结合情境和故事性解读：这个人的表情如何，会想些什么？

"房树人"分析：

构图饱满，线条到位，除考虑患者的美术学习基础外，提示较强的自我控制和固执。左侧画出纸外，也象征心理防御和固执。

人在房子里且面向窗外，此处象征渴望目标同时寻求安全感，也渴望与外界交流。窗帘和楼梯，均象征青春期感情萌动。房子砖墙象征防御心与压抑。从画面整体看，房间可能在楼上，底下的树干没画，代表把现实理想化。

树冠较大，代表有一定好胜心。树挡住房子，象征对父母强烈的依赖，独立性差，因树画在左侧，提示母亲对患者成长影响较大。

爷爷奶奶养育长大的男孩

患者男，20岁，大学一年级在读。间断头晕头痛，有不清醒感，睡眠不佳5年余。初发病时有从爷爷奶奶家回到父母身边生活的不适应感和中考压力的诱因。

既往体健。诊断：躯体化障碍，焦虑状态、失眠。

患者从小由爷爷奶奶带大，物质上溺爱，但教育方式守旧严格。发病前因学校位置原因，父母把其接回身边。父母长期冲突，爸爸易情绪化，有时打骂孩子，母亲有严重肝病。

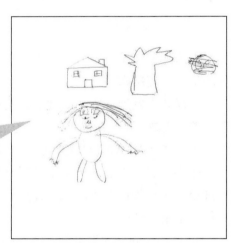

图3-34　躯体化障碍患者所画

人物呈大娃娃状是很常见的画法，成人画提示心理固着，或亲密关系中的不成熟倾向，心理咨询师可以结合现实状态和既往养育中的逆境经历，综合解析。

"房树人"分析：

画面整体径深立体感不强，情感色彩弱，反映患者内心隔离的状态。

房子构图四平八稳，给人以中规中矩的感觉。房子小，与人有一定距离，提示家庭认同感弱。

树用单一线条描画，且树干与树冠比例不协调，象征弱小感，环境适应差。

被划掉的人头，经与患者求证，是因觉得人画的小了，要重

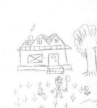

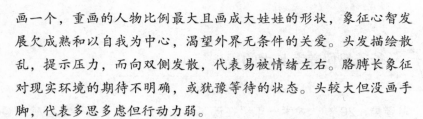

画一个，重画的人物比例最大且画成大娃娃的形状，象征心智发展欠成熟和以自我为中心，渴望外界无条件的关爱。头发描绘散乱，提示压力，而向双侧发散，代表易被情绪左右。胳膊长象征对现实环境的期待不明确，或犹豫等待的状态。头较大但没画手脚，代表多思多虑但行动力弱。

被划掉的人头也提示对自我现状的不认可，或接受度偏低。树、人的比例不协调，也提示心智发育不成熟。

第 5 节　人格、发育、痴呆与精神疾病案例

人格障碍、发育障碍、痴呆和精神病性障碍，都是非常严重且预后不佳的精神心理疾病。

根据儿童发展心理学的观点，儿童的每个生长阶段都有不同的核心心理需求，当缺失或过度满足时，儿童的心理发展或多或少都会受到不同程度的影响。产生人格障碍的主要原因就是早期严重心理创伤所致的心理固着。

弗洛伊德首先强调了早年经历对个体毕生发展的重要性，他的人格发育理论基于生物内驱力学说，强调了本能欲望的核心作用，他凭借驱力理论奠定了精神分析的基础。

20 世纪中叶，埃里克森（Erikson）继承并发展了弗洛伊德的学说，提出了人的毕生发展八阶段理论，认为个体发展的每个阶段都有相应的任务，每一阶段任务的完成有助于其更好地进入下一阶段。这与弗洛伊德关于个体发展的观点不同，埃里克森认为个体的人格在 6 岁之后仍会发展变化，而非弗氏的儿童期定终生的论断[39]。

20 世纪 70 年代，客体关系理论学派的马勒（Mahler）对分离 – 个体化过程中的亚阶段研究，进一步推动了人格结构理论的发展。客体关系学派认为，在个体最初发展的前 3 年，并非像弗氏理论中口欲期和肛欲期一样有明显的界限。他们提出了婴儿发展经历的 3 个阶段：持续 6 周的对外界相对无意识的自闭阶段、持续 2 ～ 3 年的相融与共生阶段，以及分离 –

房树人

绘画投射测验——临床应用实践手册

个体化阶段。[40]

近年来，冯纳吉（Fonagy）提出了"心智化"的概念，即理解自我和他人心理状态的能力，即从外部的角度看待自己和从内部的角度看待他人的能力。他观察到儿童会将早期的内心世界等同于外在现实的模式（精神等价），随后逐渐演变成 2 岁左右的内心世界与外在现实脱离但仍不够客观的模式（佯装模式），因此，处在儿童早期的阶段就被称作是"前心智化"阶段。到了 4 ~ 5 岁时，前两个模式得到了整合，幻想与现实的界限逐渐清晰，个体的心智化能力得到全面的发展。某些具有早年创伤和不良对待经历的个体，当他们生活中出现应激事件时，虽然这些事件在外人看来可能只是一般的人际问题，但他们极可能丧失自我或缺乏自尊感，心智化能力被干扰，于是便出现了"前心智化"模式——精神等价、佯装模式和目的论模式（最具破坏性的模式，只相信自己看到的结果，例如，患者需要确认医生或心理咨询师做某些事情来阻止他们的自杀，才相信自己是被爱的）。这三种模式被看作是主观的、主体性的模式，长期使用其中任何一种模式的人都无法在日常人际生活中体验到愉悦感[41]。

尽管当代很多评论家认为用上述发育阶段理论解释人格的形成太过于简化，个体的发育是一个动态变化的连续过程，但人格发育的三个阶段——相对未分化期（共生 – 精神病性）、分离 – 个体化期（边缘和自恋性）和俄狄浦斯期（神经症性）的划分方式，已经达成普遍共识。相对于正常人格而言，具有神经症性人格、边缘性和自恋性人格，或精神病性人格这三大人格结构的个体，极有可能在社交和职业方面体验到更多的痛苦[34]。

神经发育障碍一般出现在发育早期，常常在学龄前就引起社交、学业或职业功能的损害。它包括智力障碍、交流障碍、孤独症（自闭症）谱系障碍、注意力缺陷 / 多动障碍、神经发育运动障碍以及特定学习障碍。

痴呆是个体的神经认知功能受损害的结果，它并非自出生后或在非常早年的生活中就存在，指的是先前已经获得的功能水平的衰退，在最新的《DSM-5》里更名为重度神经认知障碍。但"痴呆"这一习惯性术语被保留下来，多是指那些神经认知功能受损（如记忆丧失和人格改变）的老年人，本章节有一案例涉及此疾病。而广义的神经认知障碍这一术语也用来描述那些影响年轻个体的疾病，如继发于创伤性脑损伤或 HIV 感染的损害[32]。

神经发育障碍与痴呆这一组问题是器质性的，由于神经认知功能异常，在绘画表现上会与一般人有明显的区别。

　　精神病性障碍一般根据以下 5 个功能的一个或多个发生异常而确定：妄想、幻觉、思维（言语）紊乱，明显紊乱或异常的运动行为（例如紧张症），以及阴性症状（情感表达减少和意志减退）。它分为原发和继发两种，即也有可能由另一种躯体或精神疾病诱发[32]。在绘画表现上，那些阳性症状明显的患者，画面往往混乱离奇，而在阴性症状明显的患者的画面上，透露出单薄萧条的景象。

边缘型人格的高中生

　　患者男，20 岁。人际关系差，情绪不稳定，在高中三年级退学，家属带其就诊。幼年期父亲母亲仅间断抚养，养育者经常变更，父母也记不清具体交给过谁抚养。

　　既往体健。诊断：边缘型人格。

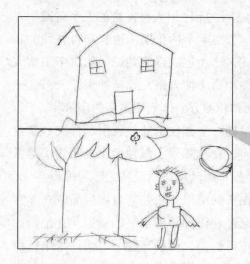

图 3-35　边缘型人格患者所画

　　较鲁莽、仓促、不计后果、缺乏规划的画法，可以考虑情绪冲动相关的问题。心理咨询师在与其建立关系时，需关注画者的情绪状态变化，适时共情和支持。在随后治疗中，可以让其再阶段性地去绘画，如果画越来越规矩、具有规划，可体现出治疗进展。

"房树人"分析：

　　患者在门诊时被要求在病例本的最后一页画图后，将病例摊

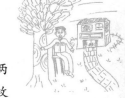

开竖放，两张纸合为一张纸用。作画过程较快，图形构画充满两张纸，象征患者内心因无力而表现出的外在防御机制，且存在攻击性。房顶和人物头部都有重新画的痕迹，代表思维单一和莽撞不计后果的行为方式，但重新构画也象征患者有一定的自我否定。

房子画在树的上方并有重叠，代表缺乏现实感与不稳定感。房子屋顶与墙壁相连，提示人格障碍倾向。门窗比例疏远，象征人际关系中的不确定感。

树干粗壮，提示本能和情绪能量活跃充足。树枝基本与树干相连，比例欠协调，象征本能与精神活动的连接存在阻碍。地平线下稀疏的树根和树冠上小花，画在象征"丧失"的位置上，均提示童年期与心理丧失有关的创伤体验。

人物画在树的下方，象征寻求依靠。人物构画比例不协调，头部较大，颈部僵硬，代表未建立成熟的自我概念。双臂没有与肩膀相连，双腿也没有与躯干相连，象征社会化不足，难以控制行为。

整体布局欠缺"规划"，各个亚项的画法欠"正常"，综合考虑画图折射出"人格整合度差"，难免要考虑"人格障碍"的可能性。

自恋型人格的男生

患者男，21岁，大学二年级学生，阵发性手足抖动1年余，焦虑易怒，情绪不稳，人际关系不良，曾自杀未遂两次，目前轻生观念强烈。

既往体健。诊断：自恋型人格。

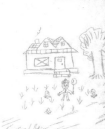

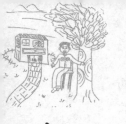

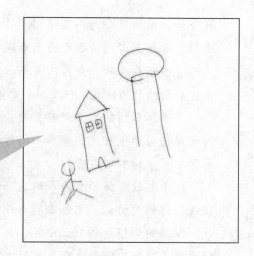

图 3-36　自恋型人格患者所画

该画整体构图歪斜、缺乏规划，明显有从左下到右上的趋势，却不显和谐，这种情况一般提示自恋倾向和强烈的自主意识。

"房树人"分析：

此图元素构画向左侧倾斜，提示患者目前存在过往未被解决的事物，同时给人一种不稳定的感觉。左侧与母性相关，可能患者成长过程受母亲影响较多。

房子窗户和门远离，象征人际交流中的极端心理。右侧墙壁与房顶地面不相连，提示环境适应力差，对未来发展的担心。

树冠、树干比例欠协调，树干较粗，象征情绪丰富，本能欲望充足。树干与树冠不相通，提示情绪宣泄通道欠畅，而树冠较小且封闭，代表精神活动张力较低。

人物符号化，象征患者对自我未必有全面且清晰的认识，或有自卑心理。

房子和树的比例失调，带儿童画风格，提示心智发育不成熟，人格整合度低。有时也可能提示智力层面的因素。

患者从小由母亲带大，爸爸较忙，父母常有冲突，母亲较强势。母亲经常批评孩子，并以关心孩子的名义，掌控他生活的方方面面，母亲从不允许他参加同学聚会，也不允许同学来家里，甚至目前想买哪件 T 恤都是由母亲决定的。爸爸在家中少言寡语，对孩子疏于陪伴，注重学习成绩，易指责。

患者大学来京后母亲租房陪读，在大学他的学习成绩排名中下，经常被母亲批评，母亲以此为由限制他下课后就得回家，并

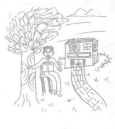

且不能看电脑和电视，也阻止其外出参加同学活动。此后，患者逐渐出现了阵发性手足抖动的症状，受情绪影响易发。

依赖型人格的音乐教师

患者女，25 岁，家在外地，师范学校毕业后做小学音乐老师 1 年，适应障碍，病休至今。患者因自感面部变形扩大前来就诊。

既往体健。诊断：依赖型人格、躯体变形障碍。

图 3-37 依赖型人格教师所画

有时房树人绘画投射测验对于心理病理的呈现未必准确。如该案例中，患者虽然有较明显的人格问题，但因其社会功能的代偿，画中并未太明显地呈现，构图甚至比社会功能极好的学生干部更和谐。因此，房树人绘画投射测验一般只作为补充测试。若要更准确了解某一个人，最好需更了解其各方信息、与其交谈，听其音、观其行。即使解图，心理咨询师也不妨邀请画者自己解读，或展开自由联想，以呈现更丰富的信息。

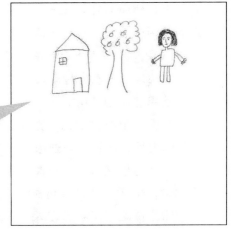

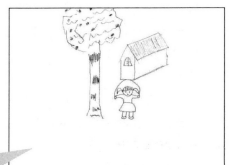

图 3-38 同龄正常女性对比画

画面整体和谐，用笔流畅。房子和树亦是常规画法，果实提示现实的目标。人物头发浓密，象征易多思虑，有压力，没有画出脚，象征行动力欠足。

此类画法中，在正常人和门诊一般患者中很常见，没有很特别的意义。

图 3-38 是甄选出与患者画面相似的一张图，画者是某大学学生会干部。

画面整体偏上，且树画出了纸外，代表想象力丰富，易幻想，情绪表达直接，有时欠理智。房子左侧面，象征成长中受女性影响较大，侧面的窗户没有门，象征防御心理和沟通时的被动，细致的房顶代表压力。树干涂抹，象征对自我关注，树冠茂密且有许多果实，象征精神活动强，有目标。人物是个具有生命力的小女孩在跳绳，代表有待成熟的心理部分和寻求关爱的渴望。

从患者所画"房树人"看来，大致是正常的，且与学生会干部所画图的解析作对比，整体心理状态也更稳定。但了解了患者真实情况后，结果却与画图分析相去甚远。

患者自小父母因冲突离异，后跟随母亲生活。妈妈在物质方面溺爱，但控制多，直至患者 25 岁，每天穿哪件衣服哪双袜子都要母亲决定。患者虽在大众看来眉清目秀肤色白皙，但还总想做瘦脸手术，母亲不断劝说无果。咨询中患者说："妈妈就该为孩子做一切，我想整容你都不让，说明你根本不爱我……"一个 25 岁的身体年龄，一颗 6 岁小女孩的心，这类事情在生活中案例颇多。

患者"房树人"分析在本案例中，很难作为就医和心理会谈的参考。因此画面未必能反映画者真实心理状态和人格特征，也未必能揭示出主要问题。

笔者随后为患者及其母亲做角色扮演，模拟一个孩子从小到大与母亲的关系变化过程。

首先，让患者蹲下，抱住站立的妈妈，扮演小时候依偎在妈

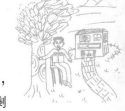

妈的怀里；开始学步后，孩子与妈妈拉开一点距离，双手牵着妈妈，由妈妈引导和搀扶；后来进了校园，妈妈守在校门口，孩子仅剩下一只手牵着妈妈，另一只手朝向远方；成年后，孩子有了自主的个性和独立的生活，而妈妈也彻底放手。一路扮演下来，妈妈和女儿都认可了这样的成长轨迹。

但现实情况是女儿25岁了，妈妈却像还未放手。就算妈妈现在放开手，孩子已经习惯了蹲下来依附着妈妈，难以自立。

笔者又模拟了另一个场景：让女儿蹲下，扮演一个6岁的小女孩，牵着妈妈，要妈妈给买玩具，妈妈不让买，女儿就会哭闹："你不给我买就是不爱我，就不是好妈妈……"

回到现实生活中，女孩仍重复着与儿时相同的思维模式，她坚持要妈妈花四万元支持自己做瘦脸手术，理由是："妈妈就该为女儿付出一切，你不让我瘦脸，说明你不爱我……"之前妈妈不认为女儿有心理问题，但当女儿的成长轨迹和行为模式在心理咨询中被呈现出来后，妈妈顿悟，并表示愿意听从笔者的建议回当地陪伴女儿做系统长程的心理咨询。

 ## 有妄想状态的男性

患者男，31岁，关系妄想5年，认为他人吐痰咳嗽都与自己有关，唾液代表唾弃，并坚信某首流行歌曲是自己写的。初发病有感情诱因。患者目前单身未婚，做维修工作。患者有时也能意识到妄想是自己想出来的，希望通过治疗能回到正常状态。

在患者本次就诊前，刚在精神专科医院住院1个月。诊断：精神异常，家属述治疗有明显效果。

既往体健。目前有一定的自知。诊断：妄想状态。

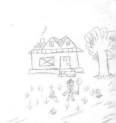

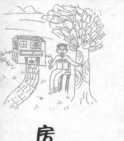

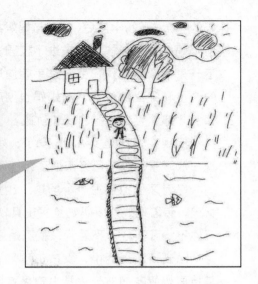

图 3-39　妄想状态患者所画

涂黑和浓重来回涂抹的画法需要引起关注，一般与严重的心理创伤、现实创伤和精神障碍有关。此幅图适合让画者自己解读，如此定能呈现非常丰富的信息，还能印证咨询师"自以为是"的解读，也可能有"意料之外"的收获。

"房树人"分析：

画面整体笔压重，提示患者心理紧张。构图饱满，代表强调存在感。

房子外形属常规画法，而用交叉线涂黑的房顶，象征持续的心理负担。涂黑的烟囱冒着圆形的烟，提示缺乏自信和温暖，以及对性的关注。

树外形属于常规画法，树冠内有横向线条涂抹，象征因无力感所致的自我保护。

人物头部较大，四肢短小，提示多思虑但心有余力不足，头发和身体都涂黑，象征自我否定。画面可自然分为陆地和河流两个部分，人往下方的河流走，象征患者寻求安全感与稳定的需求。而从门前发出的石头路，到了河上变为有护栏的桥，代表易受环境影响的心理状态，路桥也代表希望与外界沟通。

起伏的圆峰山在后面，象征渴望母性的支持，也可理解为后方的山代表父性的力量，只是偏柔弱。右侧的太阳代表父性力量，也偏弱，提示渴望现实支撑，太阳中间的线迹代表失望和压抑的状态。乌云象征了创伤和极度焦虑的情绪，乌云在太阳的左侧，代表患者即将面临压力或受伤害的感受。图中较长较多的草，象征空虚感和无力。河中左侧的小鱼向左游，右侧的小鱼向右游，提示非常矛盾的心理。

　　精神异常患者的"房树人"往往在一定程度上反映其异常的感知、思维、情绪情感与意志力。此图突出的是反复描迹和画面的涂抹带来的沉重感。

先天智力障碍的女孩

　　患者女，16岁，先天智力残疾。自10岁起情绪波动大，易骂人。以自我为中心，如想吃的或想玩的没被满足，便会采取哭闹骂人的方式，直至得到为止，对自己不感兴趣的周围事物表现出烦躁。当日测查IQ：75。

　　既往体健。诊断：先天智力障碍（轻）。

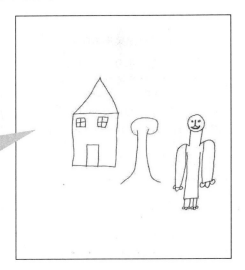

图3-40　先天智力障碍患者所画

　　房树人图中提示智力障碍的一些信号需要引起注意，例如，学龄以上的孩子画极小的树冠、人物胳膊很长很粗等。故各亚项内部的比例是很重要的。学龄前儿童如此作图，则未必异常。

"房树人"分析：

　　画面远近感不足，代表心理不成熟，缺乏行动力。

　　房子端正，常规画法，无特殊意义。

　　树冠过小，提示精神活动贫瘠，对青少年而言，则可能存在发育方面障碍。

　　人物比例明显不协调，代表尚未建立全面的自我认知，常见

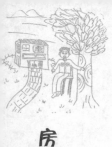

于弱智。胳膊长，说明对现实环境期待的不明确，难以与客观世界建立关系。双腿短，说明内心活动力弱。

中重度痴呆的老年男性

患者男，60岁，务农。进行性记忆力下降，逻辑混乱4个月。无法自理，情绪波动大，重复诉说自己在以往的正义行为，痛斥当下社会的某些"不正义现象"。

MMSE：16分。

既往史：脑血管病。诊断：中重度痴呆（混合性）。

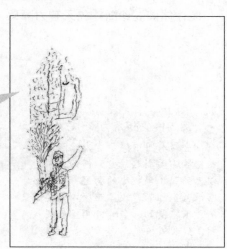

图3-41 中重度痴呆患者所画

痴呆患者可能会在画中表达其既往经历中非常重要核心的情结，例如，本图画中的"扛枪战斗""参与革命"，专业人员就可以借此来理解语言功能受限的痴呆患者的内心想法。

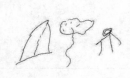

图3-42 与图3-41的对比画

案例中的两幅图均是痴呆患者的常见画法：笔触散乱无力，图形简单难以成型。

房树人
绘画投射测验——
临床应用实践手册

画面整体极度靠左侧，象征沉浸于过去的回忆。

笔触凌乱，象征不稳定的情绪。

自述画的是自己扛枪为正义而战。

图 3-42 为另一种痴呆患者常见画法，画者为老年中度痴呆患者：画面笔触单一，结构不明确，这是痴呆患者常见的画法。

房子单独看来，不像房子；树干纤细，单薄无力，树冠扁平不规整；人物纤细涣散（蝌蚪人）。此图象征情绪与精神动力混沌，认知能力下降，整体心理能量低。

第 6 节　亲子教育案例

笔者每日在门诊会接待 30~50 名患者，其中患有心理疾病的青少年大致有 6 ~ 10 位。他们的问题可能表现在人际交往障碍、学习困难、情绪障碍、躯体不适，但无一例外，其问题形成与亲子养育模式有直接的关系。

在本节案例部分可以看到，青少年患者的一个共同特点是双亲中至少有一位是教师、医生、公务员、干部等，大都非常严厉。并非是这些职业有问题，而是在出现这些问题的孩子家庭中，父母常常把工作的威严感带入亲子关系里，将自己放在权威的位置上，规则有余，缺乏灵活性、换位思考或体验，而孩子不被理解和尊重，自然是不舒适的。从本节的大部分案例中，都能发现青少年患者图中的反权威情绪。

在精神分析理论中，孩子是父母欲望的产物，孩子也会随着生命的发展时刻欲望着自己的母亲和父亲。孩子需要与重要养育人拥有具有意义的情感连接，如果无法从父母身上获得关注和鼓励，他们就会想方设法惹父母生气。因为在孩子的心里，惩罚他们的父母至少比被父母忽略的要好。身为家长，最好是先通过自身的觉察和情绪体验来审视自己与孩子的互动，而非通过孩子的行为去推测、断定他们的做法是错的，从而切断了与孩子之间的情感连接。因此，身为父母，要反思有多少"控制"孩子的行为其实是由自己的内在恐惧、愤怒和情绪化思维造成的，从而忽视了要鼓励孩子去寻找和相信他们自己富有才华和天赋。

一些父母认为，自己给予了孩子生命，便有权力控制孩子的人生。而笔者更愿意把父母定义为孩子生命旅程的引领者和陪伴者，引导孩子去经历人生的种种起伏，直到他准备好自己继续前进。要做到这一点，前提是父母要信任孩子。在本节中的多个案例里，父母都把要求孩子的学习成绩当成第一要务，这其实造就了一种生硬的亲子关系：孩子本能地相信，只要他的表现令人满意，就能得到爸妈的赞美，那么，如果他成功了父母就会爱他，如果他失败了则父母根本不会喜欢自己。这对孩子来说是一种巨大的压力，孩子会非常在意学习成绩和外在表现，就容易出现焦虑、抑郁等心理问题。对于这些儿童、青少年（尤其是未满 16 岁）的心理障碍及精神疾病，直接针对父母和家庭的干预能取得更好的效果[42]。

笔者在门诊接待这些青少年时，他们常一时难以用言语来描述正面临的困境，也说不清楚自己的感受或痛苦。但在画图方面，这些"问题少年"往往都有明显的兴趣和动力。故绘画为专业人员打开了一扇了解少年心灵的窗户，是一种快捷和高效的解决办法。

学业压力大，渴望家庭支持的男孩

患者男，17 岁，失眠多梦 4 年，间断的全身无力心慌。患者现上高中三年级，学习成绩优异。患者父母均是教师。家里主要由父亲说了算，偏严格，母亲偏温和，父母均非常在意孩子的学习成绩和排名。

既往体健。诊断：焦虑状态、失眠。

患者"房树人"分析：

画面图形独立，笔触颤抖，提示反权威或叛逆的心理。

房顶大，象征自我意识强，有理想，屋顶很尖，象征内心的愤怒情绪，屋墙部分不成比例，给人一种被压抑的感觉，房子右侧面也是反权威的象征，房子内部透视，代表自我安全范围窄（易

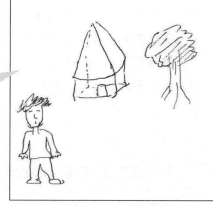

图 3-43　患者画

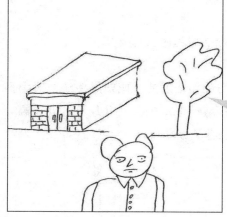

图 3-44　患者父亲画

　　在针对未成年人的工作中，孩子和父母画图的相似性和差异性可以作为了解和探索家庭关系的一个途径。该案例中，患者的图呈现出房子透视的边界问题、树冠的压力问题以及人远离的逃避倾向。而父亲的图可以从房子画法看出其固执和权威。因此可以从画来建立思路：孩子的问题是否与父亲有关？

被他人侵犯），因害怕犯错所表现的谨慎和自我检查。

　　树画在右侧代表未来与父性有关的区域，象征认同父亲和渴望未来，树枝和谐，象征自我精神活动和情绪连接通畅，但树被倾斜的笔触涂抹，并画出树根，代表压力和渴望支持。

　　人物画在与出生和滋养有关的左下方的区域，象征与母亲的连接，渴望悠闲和被滋养的环境。人物结构齐全，代表心理结构完整，但头发杂乱，也象征压力大，头较大且没画眼睛，代表关注自我，回避压力。

父亲"房树人"分析：

　　绘图写实风格，象征务实理性的特点。画面构图充实，人物描绘大且在画面最前方，代表心理能量强，权威感十足且很自恋。

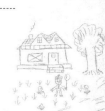

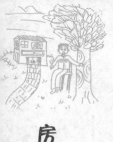

房子砖墙描绘细致，人物衣服上的纽扣清晰，提示循规蹈矩的思想行为方式。房子与树均画地平线，但地平线独立于房子和树，象征要求自身做事有头有尾。

人物耳朵大，脖子粗但被衣领遮挡，象征有力量，保守。面部五官清晰，眼睛大，提示审查意识很强。

 ## 无法承受父亲高期待的女儿

患者女，19岁，高中三年级。间断头晕睡眠欠佳4年。

既往体健。诊断：焦虑状态。

患者在四姐妹中排行第三，是学习成绩最好的。妈妈是传统的贤妻良母，内向顺从。父亲把所有希望寄托在成绩最好的三女儿身上，要求高，指责多，缺乏耐心陪伴、倾听理解、包容及鼓励肯定。

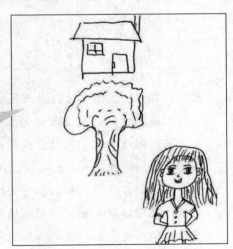

图3-45　患者画

该案例患者画中，头发笔触浓重一般象征多思虑和压力，而摞起来的房子和树代表精力都投在幻想、目标而非现实。

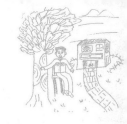

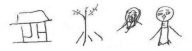

图3-46　患者父亲画

父亲的画中，把人涂黑代表对自己的不接纳。治疗者仅从图上分析就可以考虑，可能是父亲不接纳自己，于是把期望加诸在孩子身上。

患者"房树人"分析：

画面整体叠落，象征沉重的压力。

房子结构完整清晰，象征人际沟通顺畅，而房子在树上面，给人不稳定的感觉。

树干、树枝描绘仔细，比例恰当，象征对自我有一定认识，有理想和追求。

人物偏大，最靠近处，象征心理能量充足，自我要求高，但头发的描绘，和纽扣、衣边都象征了压力，人物手背后，代表被隐藏的抑郁情绪。

患者父亲"房树人"分析：

画面笔触总体纤细，总体布局偏小，缺乏生命力。

房子方正，代表对家庭的依赖和看重。

树根明显，代表缺乏安全感，树干纤细树枝凋零，象征心理能量消散，也可能提示对目前事业状态的不认可。

人物涂抹，代表对自己的否认。蝌蚪人此处象征衰退，脑袋相对大，多思多虑。可称思考的"巨人"，行动的"矮子"，监督别人易行，自己行动实难。

家长未完成的愿望化作浓浓的期待投注在孩子身上，转化为巨大压力，对孩子的心身造成伤害，这就是孩子生病的主要原因。

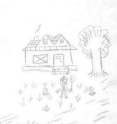

必须考第一的女孩

患者女，高中二年级，受压力及情绪影响的头痛 2 年余。

既往体健。诊断：焦虑状态。

因门诊问诊时间有限，患者画了图 3-47，看此图的第一印象便是一男一女两个人，下意识便认为渴望与男性接触。笔者当下向患者求证，患者说自己想画很多人，因为时间不够才画了两个。然后笔者让其把图补充完成（如图 3-48）。因此谨慎解图是很必要的，有时应酌情与患者沟通，做必要的询问和核实。

患者父亲是教师，母亲是公务员。患者与母关系紧密，父亲性格孤僻呆板，父母沟通偏少。像中国不少家庭一样，由于父母沟通少，父亲陪伴孩子的机会不多，母亲承担了照顾孩子的主要任务，母亲把希望都寄托在女儿身上，不断强化孩子长大后要有出息，要找个好工作的意识等。

患者自小学开始打篮球，多次获得包括央视擂台赛在内的全国大奖。初二时，患者因在外比赛落课，考试前紧张复习，遂出现头痛。中考时又因比赛，压力大，难以接受成绩下滑的现实，头痛加重。后来患者中考成绩很好，考到当地重点校内高班（指学籍在当地，上课在北京，接受北京的师资教学）。患者从前一直是体育委员，高中一年级来京就读，班主任因其成绩不在前十名不让她当班委，与老师发生矛盾，头痛加重，遂转回老家上学。笔者问她何必非当班委，她回应说"我自小不管做什么，都要争第一。"

图 3-47 患者首画

在临床工作中，未必有足够的时间让画者自由作画。该案例中，患者想画很多小朋友，但因时间不够只画了第一张，如仅凭此判断，施测者就会误会她希望谈恋爱。因此，需尽量让画者有充分的时间作画，或至少向其求证、让其讲述。

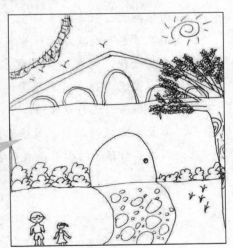

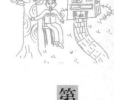

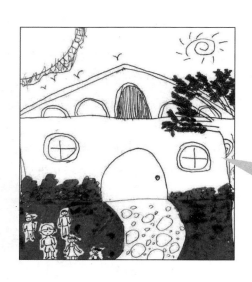

图 3-48　患者补充完成后

患者"房树人"分析:

　　患者说,希望有一所舒服的大房子住,许多人在草地上玩。画面整体饱满,代表精神动力强,愿望和欲望的张力很强。

　　房子大,象征强烈的渴望稳定,门窗明确,代表外向积极的沟通方式,渴望自我实现。树写实,且画出纸外,经求证象征对自我认识的局限,也渴望有更多更大的扩展空间。笔触细线反复描画,象征追求完美的性格。

　　人物许多,渴望良好的人际关系,希望获得群体的接纳和认同,但画成小孩,象征处事单一的幼稚倾向。

　　左侧的太阳象征家庭的支持,被患者画后划去,代表既渴望支持又寻求独立的矛盾心情,右侧的太阳,象征理想和目标,也渴望支持与关爱,尤其是来自父性的能量。

父亲早逝,缺乏关爱的男孩

　　患者男,21岁,大专休学中。注意力不集中5年,心情低落、心烦伴失眠1年,在家中易发脾气。患者曾暗恋大专班上一女生,又觉自己配不上对方。

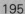

既往体健。诊断：抑郁、焦虑状态。

患者是双胞胎中的弟弟，5岁时父亲去世。母亲的控制和指责较多。初发病初中二年级时，因下一节课是语文课，而自己没带语文书，突然离开教室，随后出现注意力不集中。大学一年级在宿舍洗澡时，同学嘲笑自己阴茎短小，患者遂退学，转专科。

患者遇到压力时常会直接逃避，如不计后果、不打招呼就离开学校等。自述人心阴暗，生命总有一种虚空的感觉，希望自己成为英雄去拯救世界。

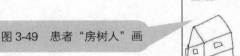

图3-49　患者"房树人"画

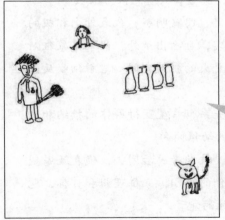

图3-50　患者的"两性关系"图

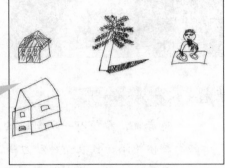

在临床工作中，心理咨询师主要看画者的议题在什么方面，可以加入补充作画。例如，与情感有关，可补充两性关系投射测验；与家庭成长经历有关，可画家庭客厅图、家庭成员图；看人际关系，画春游图；也可让其自由画图，没有任何内容上的规定限制。如此能更全面和深入地理解画者。

患者"房树人"分析：

画面整体性不强，象征现实感不足。

把第一次画的房子涂黑，象征对家庭的不认可，以及家庭成员关系不和谐。两次所画房子均是两层，象征好胜心强，房子左侧面，象征反权威和渴望梦想成真的心态。

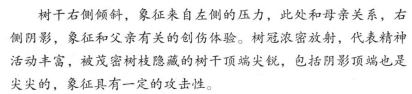

树干右侧倾斜，象征来自左侧的压力，此处和母亲关系，右侧阴影，象征和父亲有关的创伤体验。树冠浓密放射，代表精神活动丰富，被茂密树枝隐藏的树干顶端尖锐，包括阴影顶端也是尖尖的，象征具有一定的攻击性。

人物形似中年男性在伏案工作，也可能与父亲相关，但患者解释为人物举杯喝水，既象征休息，也可提示希望补充能量。

两性心理投射测验"男人、女人、花瓶、狗"分析：

男人代表患者自己，身着西服戴着眼镜，渴望在两性关系中是绅士的状态。男人明显比女人大，既提示自恋，也渴望自己的男性能量能强一些。

女人象征异性，画中女人在劈叉，代表对异性的关注。花瓶象征性，而瓶子本身代表"子宫""性行为"。比如画花，则象征男性欲望。患者自己手持花，则表明对性能力的关注，有时也象征性攻击倾向。花束的形状猛一看也像阴茎，是否也是画者潜意识的某种渴望——希望自己的性能力是令自己骄傲的。

四个花瓶，隐含家庭成员的原有数量。

狗象征忠诚和钱，此处离人和画面都最远，画在右侧，代表暂未太多关注。

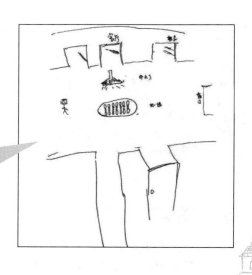

图3-51 "客厅-想象"图

"客厅-想象"图分析：患者画了一张客厅图，没有其他人，给人一种冷清的感觉，但有许多门，代表渴望沟通，但现实与人存在一定距离。

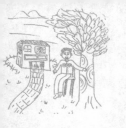

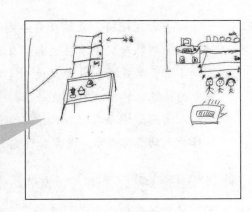

图 3-52 "客厅 - 现实"图

"客厅 – 现实"图分析：患者把自己和妈妈画在一起，哥哥排在外面，象征同胞竞争和恋母情结。强调厨房是退行至口欲需求的表现。

单亲家庭的小女孩

患者女，18 岁，高中三年级，父母在机关工作，离异，现跟随母亲生活。间断头晕半年，抑郁焦虑情绪，回避人际交往，有密集物体恐惧倾向。既往体健。诊断：焦虑抑郁状态。

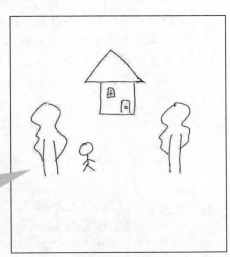

图 3-53 患者"房树人"画

在一边一棵树、对仗整齐的这类画法中，人处于哪一边有着很重要的意义。该案例中，可以明显看到这种画法与现实中患者父母离异对应。其后的补充测验也能看到，患者与母亲相依为命，且都有孤单感。

患者"房树人"分析：

画面整体感强，代表患者现实感强。房子和人物是常规画法，无明显倾向。两棵树分立左右，分别象征母亲和父亲。房子居中，渴望父母同在。人靠左侧，象征受母亲影响大。

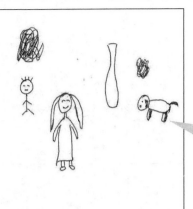

图3-54 患者"两性关系"画

先画了男人做涂抹且符号化、很小，象征对男性的否定，或成长历程中受男性影响较少。女性画像很大，象征受女性影响较多，以及女性认同的内化。狗有涂抹痕迹，代表对两性关系的困惑。

图3-55 患者"春游"图

整幅画显示出阴柔的美，人的因素偏弱；独自牵着一只小狗，孤独之情不言而喻，花朵点缀其中，说明渴望伴侣和交流。

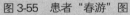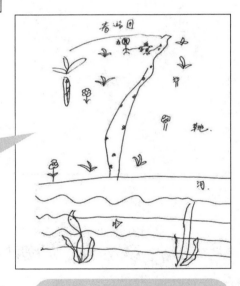

图3-56 患者母亲画

整体构图饱满描绘细致，代表情感丰富。物体均在左侧，人物面向右侧，代表被过去所羁绊但渴望美好未来。人物像古代妇女带着孩子，象征现实离异后单独抚养女儿的艰辛和无奈。树干右倾，象征不安全感，树冠好像被风吹向左下方，象征被创伤经历所影响，对未来缺乏信心。

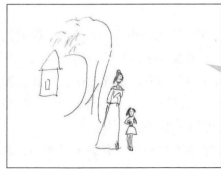

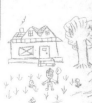

图 3-57 患者母亲"两性关系"画

女人画像写实饱满,象征渴望稳定踏实的感情生活。男人画像笔触轻描,可能提示丈夫的缺位。花瓶中的花枝纤细形影孤单,象征现实感情世界的贫瘠。狗身向左侧,面向右侧,象征对感情既渴望又不自信。

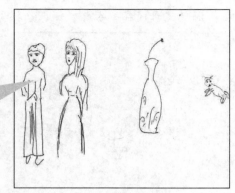

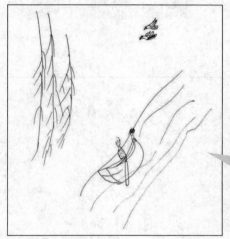

图 3-58 患者母亲"春游"图

月亮、垂柳均是忧愁与能量消散的象征,画面唯美而忧伤,象征着画者独自抚养女儿的哀愁情愫,同时植物、活水和动物,也代表生命的活力。独住月亮船,愁绪如溪流。清风抚垂柳,鸳鸯企相守。

第 7 节　婚姻情感与家庭案例

在临床实践中,有许多存在情感与两性困扰的患者/来访者,但他们的主诉一般都是情绪问题或躯体不适,很可能未必会直接告诉专业人员具体的苦恼。此时,房树人绘画测验能以非语言的方式消除其防御,让患者的问题被直接或含蓄的体现在"房树人"的画图上,打开沟通的窗口。专业人员则可以借此结合病史、问诊和心理访谈来综合评估。

情感问题一般都涉及爱和归属感。在本节案例中,有些患者的问题源于对感情的期望与受挫,有些来自婚姻家庭关系中的各种困扰。

爱情是一种情感需求，在心理学界有非常多的探究视角，它既可以作为个体内过程的存在，也可以作为一种人际过程或人际关系存在。斯滕伯格（Sternberg）提出，爱情由激情、亲密和承诺3个基本成分组成。激情来自性本能的动力，亲密是在关系中的亲近、连接与熟悉感，而承诺是维持关系的期许。这三大要素相互作用，带来许多不同的情感体验[43]。

而婚姻的发展一般需经历5个阶段，每个阶段的婚姻状态和夫妻关系都有一些特点和变化，也均有可能产生一些问题[44]。

婚前阶段：恋爱交往，决定进入婚姻。

初婚阶段：各自进入新角色，逐渐脱离原来的家庭、建立以夫妻为主的"核心家庭"。

育儿阶段：备孕、怀孕和养育孩子，适应家庭结构变化。

后期阶段：子女长大离家，夫妻重组二人生活。

尾声阶段：养老与丧偶问题。

两性方面的困扰在临床中也很常见，但患者往往对此难以启齿、较为防御。在精神分析理论中，把性欲区分为3个独立元素：驱力（drive）、欲望（wish）、动机（motive），它们各自与生理、意识和无意识层面相关，均有重要作用。涉及两性的心理问题，既可能关于被压抑或未被满足的性需求，也可能有关系内的性失谐，例如临床常见外遇方对伴侣失去兴趣；对另一半长期怀有负面情绪影响；伴侣间移情式的扭曲（如母子般的夫妻关系）令性关系受影响。

当一方的心理问题与伴侣关系有关、伴侣双方均愿意修复和调整关系或双方存在性心理障碍时，可考虑伴侣治疗，以增进双方的沟通、交流和关系状况。伴侣治疗源于家庭治疗，主要着眼点在于情感、关系、伴侣各自承担/扮演的角色、沟通方式以及性关系。心理咨询师需注意，始终在两人间保持平衡中立的态度，因为每一方都对关系负有责任，且共同对关系的走向具有重要作用。伴侣治疗重在调适与发展，心理咨询师可以采取主动积极的态度进行干预，但需注意不可包办，保证当事人的自主决断。

在解析方面，专业人员可以通过常规解图、分析作品，找出患者不愿或难以用语言描述的部分，再深入分析、找出困惑、解决问题[2]。例如，着重观察一幅画中关于亲密感和疏离感的画法（如房子与树的距离），可判断亲密关系现状；着重观察画面攻击性张力（如尖型房顶、尖型树冠），以判断亲密关系中的易怒特质。在向患者解图时，需注意挖掘作品中积极正向的因素，肯定患者的情感需求，用积极关注和肯定的态度来引导，例如，需要得到关爱、希望能有更多自己的空间等。

施测者如欲直接解图中关于"性"的内容（如烟囱、人物下肢、旺盛树根），需要考虑到画者的接受能力，故应充分保护画者隐私和自尊，注意解释中的用词要中立和委婉，力求"点到为止"。

在临床实践中，时间不充分、环境不安全、咨访/医患关系尚未稳固和画者存在阻抗的情况也会比较多，此时专业人员一般不会直接去解释图中两性相关象征，做到内心对画者有判断即可。如在后续有深入治疗，再考虑有选择性的或分步呈现。绘画投射测验是工具、手段，要纳入整体的诊疗和咨询工作中来。

暗恋受挫的高中男生

患者男，17 岁，高中二年级。阵发性心慌、胸闷、濒死感半年。

汉密尔顿抑郁量表：17 分；汉密尔顿焦虑量表：23 分。

既往体健。诊断：焦虑抑郁状态伴躯体化症状。

患者暗恋一女同学，一直没有表白，半年前女同学和另一男生谈恋爱，内心情绪难以排解，从而出现症状。患者看到他人恋爱，就表现出对早恋深恶痛绝，想拆散他人的想法很强烈。

成长过程中，父亲多数时间在外工作，多以母亲照顾为主，偏强势、细致和很在意孩子的学习成绩。高二学习任务重，成绩下滑也是加重焦虑的原因之一。

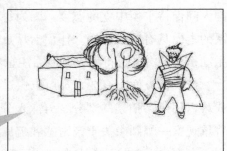

图 3-59　患者"房树人"画

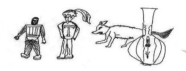

图 3-60　患者"两性关系"画

画中出现动漫、电影、历史、神话中的人物，通常代表画者对之的认同。该案例中，患者对于强大的男人形象有渴求和认同，印证其因暗恋受挫而发病。

患者"房树人"分析：

画面整体风格男性化。右侧沉重，笔画较多，提示内心杂乱，没有章法，应对现实的无助感。画面靠上方，目标感强，提示理想与现实的冲突。整体笔触有力，流露出内心丰富的情绪。

房子与整体的比例相比最小，提示易自我否定的心理。房子结构准确，双开门象征渴望与他人建立关系，朝向右侧，象征渴望依靠。烟囱画在房后面，代表性意识里被压抑的部分。

树冠较大，与树干相连，说明精神世界活跃，自我意识强，情感丰富。但树冠封闭线条凌乱描迹，象征焦虑烦躁的情绪。树根丰富，提示本能驱力强。树与屋挨得近，提示紧密的关系。

人物画成披着斗篷的战士，肩和头发的尖形均有着攻击性和男性意识的暗示意义，也代表内心对自我形象的渴求。鞋既提示某种保护，也代表一种本能。对比详细描画的鞋来看，忽略手的绘画，象征较强的欲望，但行动力弱。

两性心理投射测验"男人、女人、花瓶和狗"分析：

整体笔力粗重，说明内心堆积强烈的情绪。两个人笔触繁多，两性意识强。"男人"下肢的线条聚集到生殖器位置，提示阉割焦虑，或对感情的创伤情结。花瓶象征对性的态度，花纹似女性阴户。狗的外形像狼，提示占有欲，被花瓶挡在后面，提示自我隐私的隐藏和压抑，也是一种不自信的表现。女人高于男人，提

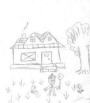

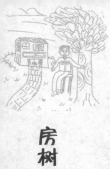

示了与女性关系中的自卑，也可能提示家庭中母亲偏强势父亲偏弱势的情况。

渴望爱情的大学女生

患者女，22 岁，大学三年级在读。失恋后心烦 3 个月，伴心慌等多种躯体化症状。

既往体健。诊断：焦虑状态、惊恐发作。

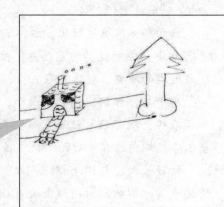

图 3-61　患者初诊画

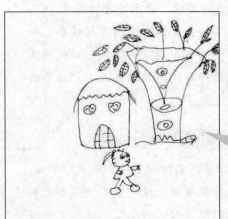

图 3-62　患者复诊画

"房树人"可以对来访者重复施测。例如，首次、第 3 次、第 5 次咨询时，都让其画一张"房树人"图。其中相同的是人格中稳定的部分，不同的是来访者变化的部分，以此来判断其心理状态的变化及咨询效果。

初诊时与复诊时"房树人"分析：

相似性分析：患者两次画图，图形均有相关性，是现实感强的表现。画面饱满，笔触流畅，图形有艺术感，且总体靠近上方，象征有活力，想象力丰富，唯美浪漫的气氛，同时遇事情绪易波动。两次画图房子均在左侧，树在右侧，人在立体的画面里靠前，代表心理能动性高。两次画树都被栅栏围起，象征无意识的心理防御；两次画的房子上都有拟人化的笑脸；两张画都有成双的图形出现，如均有两扇窗户，复诊画有两个树皮纹路、树干分两枝、叶子成对均象征渴望成双入对的感情生活。

不同处分析：第一次画图，更多的与性信息相关，如烟囱和树的整体图形，窗花象征喜庆的婚房。第二次图画笔触圆润许多，3个月后，仍有大门画成栅栏的防御。树冠画成了富有生命力的叶子，绘制写实，右侧的树冠画出纸外，象征对自我认识的局限。第一次画了两个符号化的人，渴望进房子但人很小不自信。人物第二次画时比例加大，像小女孩，朝向右侧象征与"男性"和"未来"有关的区域，渴望理想和异性接触的愿望。

两次不同时期的"房树人"，用不同的笔墨和风格揭示了同样的主题——渴望温馨浪漫的感情。

每次画图后她都主动让笔者解图，"成双成对、美梦成真！"笔者都如是回复。

复婚后夫妻关系仍然不和谐的家庭主妇

患者女，38岁，主妇。头胀头晕等多种躯体症状1年余。睡眠欠佳，焦虑抑郁明显。既往体健，诊断：躯体化障碍、焦虑状态。

患者当主妇多年，孩子上大学，丈夫做运输工作经常出差。1年多前丈夫外遇，且拖延许久未断，患者出现头胀失眠等焦虑症状。夫妻二人多年来性生活欠和谐，沟通不畅，虽丈夫称已与外遇断绝，但妻子认为他们仍藕断丝连，满腹哀怨，情绪常常失控。丈夫面对妻子的哀怨，也心烦不已……就这样恶性循环，二人的关系进入了拉锯战。为此他们曾离婚，又因顾及多年的感情和孩子复婚，但夫妻生活品质每况愈下。笔者建议他俩进入夫妻关系咨询，被婉拒。

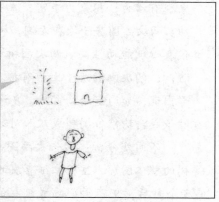

图3-63　患者"房树人"画

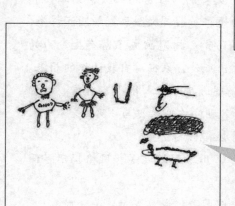

图3-64　患者"两性关系"画

该案例可以从两图的差异来理解。房树人图笔触轻、无力，象征患者的现实窘境。因其痛苦在两性关系方面，补测两性关系图，此时患者反而笔触非常有力，表现了她对于丈夫的愤怒。

患者"房树人"分析：

整体偏左下侧，代表与过去有关的伤痕。

房子屋顶窄，象征退行的防御机制，门很窄小、悬空，象征人际沟通不畅。

树根明显，提示寻求安全感，树干纤细树枝散乱，象征心理能量不足，精神活动贫瘠。

人物偏大，易以自我为中心，头颈和身体分离，代表头脑与感受的隔绝。手指明晰纤细，象征渴望支配，但能力不足。

患者两性心理投射测验"男人、女人、花瓶、狗"分析：

画面整体构图凌乱涂抹，象征对两性关系的茫然困惑。

女人代表患者自己，向上且离开头部的头发，象征愤怒的情绪，强调鼻子代表易激惹或与性有关的障碍，四肢细弱象征行动力欠足。

男性代表患者伴侣，把男性画在女性右侧，象征女性强势控制，或男性远离女性。

花瓶不完整，代表性的缺失或感情的破碎。右侧涂抹的形状，与男性生殖器相关，代表对异性性方面和忠诚的否定，也代表被压抑和未被满足的潜在需求。

狗被反复描记又被涂黑，提示她对配偶忠诚的渴望和现实的失望感均十分浓烈。重新画的狗整体形似男人的阳具，既渴望伴侣的忠诚，也显示了对性爱的需求。爱之切，欲之强，恨意越浓。

相互指责的夫妇

患者男，60 岁，公务员退休。间断头晕 12 年。

既往体健。诊断：躯体化障碍。

图 3-65　患者画

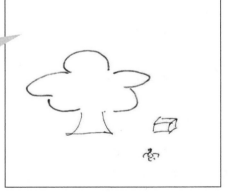

図3-66　患者妻子画

夫妻两人共同画房树人时，可以看两个人的相似性和互补性。该案例的两张图就明显呈现互补。互补可以共创幸福的生活，也可能造成明显的矛盾。

患者"房树人"分析：

画面整体居中，偏理性。树干粗壮、树冠茂盛，象征自我情感和精神活动丰富。但房子形像小盒子，象征家庭生活、感情贫瘠，防御心重。人很小，且符号化，象征自卑和无奈。树特别大，提示事业强，目标高，但人很小，能量弱，形成巨大反差。现实中患者自恃清高，怀才不遇，抱怨颇多。也抱怨妻子不能很好地理解他。

患者妻子"房树人"分析：

画面整体很小，象征精神心理活动贫瘠。房子小且距离远，象征对家庭的现实状况非常不认可，依稀能看到门，提示仍愿意沟通，但人离房子很远，提示茫然和无奈，想回家，家很小很远。树干与树冠的比例协调且相通的，象征画者情感和精神活动是相适应的。

在最初单独反复询问患者心理诱因时，他一直否认有任何外界诱因，只是强调是身体出了问题，希望千里来京，能诊断清楚并治愈。

后单独询问患者妻子，才知如下信息：患者有一儿一女，大儿子已结婚生子，二女儿30岁，硕士在读，未婚，恋爱中。30年前，患者曾在事业单位工作，与女同事发生外遇，当时妻子正怀着二

房树人
绘画投射测验——临床应用实践手册

208

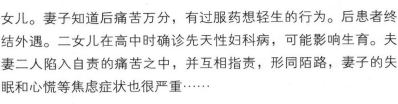

女儿。妻子知道后痛苦万分，有过服药想轻生的行为。后患者终结外遇。二女儿在高中时确诊先天性妇科病，可能影响生育。夫妻二人陷入自责的痛苦之中，并互相指责，形同陌路，妻子的失眠和心慌等焦虑症状也很严重……

家庭关系紧张的女性

患者女，56岁，退休。间断头鸣1年，伴睡眠欠佳，心烦易怒。既往体健。诊断：焦虑状态。

患者现实中夫妻关系欠佳，觉得丈夫不能很好地陪伴和理解自己。父母已去世，兄妹因房产分配有矛盾变得生疏。

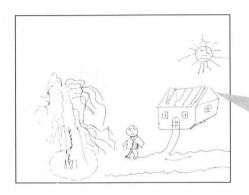

图3-67　患者"房树人"画

　　细长、幽怨的线条笔触，通常是心中有怨的心理状态。该图中连太阳的线条都是非常细长幽怨的，呈现出明显的能量消散，正可谓心有余，而力不足。

"房树人"分析：

　　画面整体饱满。房子有门窗，愿意与外界交流。门窗栅栏多，提示不安全感多，防御心重。

　　房顶纹路细致，代表固执的倾向，也代表现实中有一定压力。

　　树被围栏围起，画出树根，象征无意识的自我保护。树干粗壮，象征生命力较足，但树枝下垂没有叶子，象征精神活动衰减，能量消散不足。

　　"房子"和"树"的现状均不理想。人在中间，路有两条，

209

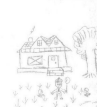

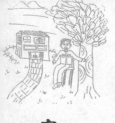
茫然顿生。人画出胳膊，但未画出双手，提示对某些事可能失去掌控感，或者行动力有待提升。

　　右侧的太阳表明渴望来自外界的现实支持，尤其是男性的支持，但太阳似乎也能量不足，太阳是拟人画法，给人一种无力忧郁感。

 ## 害怕回家的女性

　　患者女，27岁，间断头痛8年，症状受情绪影响加重。初发病有高考压力诱因。患者目前做营销管理工作，已婚未育，准备要孩子。自己的父母则长期有冲突。

　　既往体健。诊断：紧张性头痛。

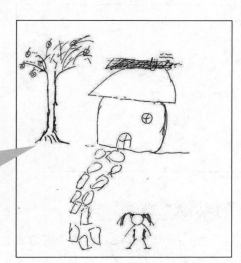

图3-68　患者"房树人"分析
道路是房树人常见的附加物。若道路平坦适中，是一种积极的信号；如果路坑洼不平、碎石不稳定，则提示现实中前路不顺，或心情沉重。

患者"房树人"分析：

　　画面整体和谐。房子外部像人头，经求证，此处象征父母盼着自己回去。回家的路，象征婚后较少回到父母身边，对父母的思念。房子黑顶涂抹，提示在家里有压力，经求证来源于父母常年的争执和冲突。

树根明显，象征追求安全感。树枝干枯却结有许多果实，心理能量及信心不足，但理想颇多。反复描记，提示画者的多思多虑，优柔寡断。

人物符号化，且小辫子像小女孩，提示对自我认识尚不全面，四肢单薄，行动力有待提高。

两串明显的脚踏石头，既表明面对归家路内心沉重的感觉，也提示患者很在意外界评价。

面对父母，患者回家的愿望是强烈的，回家的心情是矛盾的，迈向回家之路的步伐无疑是不轻松的。

家人不在身边的中年男性

患者男，50岁，机关干部。间断头晕2个月。

既往体健。诊断：焦虑状态。

患者妻子陪儿子来京上大学，自己独自一人留在老家，孤单感明显。虽是行政干部，但做了多年将近退休，工作已然缺乏动力。

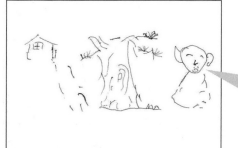

图 3-69 患者"房树人"画

老树干、老树桩是房树人中不太常见的画法，代表着精神活动的贫瘠和茫然。但也需结合患者的年龄、现状来综合判断。

"房树人"分析：

画面整体构图合理，大致心理状态稳定。

房子很小且侧面，给人孤独和不安全感，一条断续的路通向

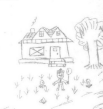

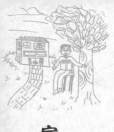

房子，象征渴望与家有关的连接。

树干苍老，树枝凋零，象征精神活动贫瘠和颓废，对未来的茫然和担忧。

人物虽不清晰，但与整张图断续笔触的风格吻合。人物耳朵大，代表对负面评价的敏感，没有清晰五官和四肢，象征内心动力及现实行动力缺乏，也可理解为对自身的不自信和隐约的焦虑。

 ## 沟通不畅的夫妻

患者男，36岁，公司职员。妻子是护士。心情低落烦躁1个月余，与夫妻沟通不畅有关。发病前总因家庭锁事吵架，同时承认最近工作压力较大，但妻子是理解自己。

既往体健。诊断：抑郁焦虑状态。

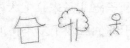

图 3-70　患者画

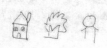

图 3-71　患者妻子画

该案例中夫妻两人的图画表面上具有很大的相似性，整体靠上方，偏小。仔细对比，又有一些差别，比如丈夫的画居中，妻子的画偏左。

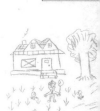

患者画与患者妻子画的"房树人"分析:

二人画图的相似性很高,均图形整齐画于"房""树""人"3个指导文字下方,且靠纸上方,是门诊常见的画法,给人关于理想、愿望的联想,但有不稳定感。图形均偏小,人物符号化,对自身现状未必了解全面,且正向能量偏低。

从房子门窗看,患者内向被动,妻子外向。

患者所画树单薄,树冠曲线,象征内向柔弱,妻子所画树冠放射状,提示攻击性(广义的攻击性,象征愤怒、抱怨等)。

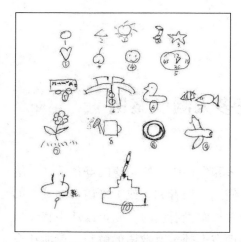

图 3-72 患者与妻子轮流作画

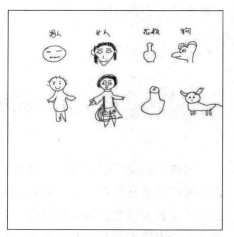

图 3-73 夫妻"两性关系"画

自由绘画分析:

图 3-72 为患者与妻子轮流在纸上随意作画十次,数字序号为患者画,数字画圈序号为妻子画。

整体感不强,琐碎,单一,没有"一幅画"的感觉。

患者图形刻板、符号化,生命力稍差。妻子图形生活化。从两人图形的交互角度,前 7 次作画各画各图,没有交流,从第 7 次画以后,患者的图形开始受妻子图形影响。比如妻子画一朵花,丈夫来浇水,妻子画飞机,丈夫就想到旅游,脚步要跟上。妻子现场对此表示满意。

房树人

绘画投射测验——临床应用实践手册

上排为患者画，下排为妻子画。与前面房树人一样，这张图两人画图相似性也极高。两人所画都女性均偏大，并描绘笔触多，象征两性关系中女性强势。

患者所画人物和狗均没有身体，象征行动力不足，多思虑。两人狗均朝向左侧，提示均对对方有所期盼。

笔者结合绘画，委婉建议夫妻应该多沟通，多表达，多换位思考。男方偏内向，习惯多干少说，需要得到妻子的善解人意和体贴；女方渴望男方的主动关心和陪伴。

第8节　家庭多人测验案例

房树人绘画投射测验作为临床问诊和咨询中初始访谈的好帮手，在笔者的医疗及心理咨询工作中被普遍地使用。患者和（或）来访者的重要第三方（主要是重要家属）如果能一起做绘画投射测验，则可以从中解读出更多关于家庭的信息。有时医生或心理咨询师寥寥数语的解释，就能让全家人进一步理解患者的症状和原因，有助于随后药物和心理的综合治疗。

针对陪同家属的相关信息收集也尤其必要。专业人员应了解患者的家庭成员构成、职业、重大变故、性格和对患者的影响等，还要了解过去就医经历、陪诊家属，此次陪诊家属对患者病情的看法、对此次就诊有何期待。专业人员接诊快结束时，除了询问患者还有什么疑问外，也不妨给陪诊家属自如表达意见的机会。这些原则对医生来说也是适用的，在医患双方沟通交流时，医生其实起主导作用，若医生能有意多花一些时间，多耐心一些，更有技巧一些，患者当然愿意与医生多交流，其依从性自然就会提高不少。

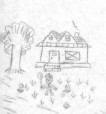

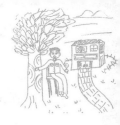

思虑过多的自恋男孩

患者男，14岁，不愿与人交流、全身无力、停课1个月。多思虑，很在意他人对自己的看法，又自恋、自我感觉了不起，与同学关系差，认为同学不如自己，看不起同学们，但自己的成绩不行，又接受不了自己的现状。

笔者问诊得知，爸爸是医生，很忙、有能力、很自恋、陪伴较少；母亲管他细致且严格，很重视他的学习成绩、很在意目标，妈妈要求很高，对家庭（老公）有些不满。

爸爸喜欢给孩子讲大道理，制订大目标，当患者还很小时，爸爸就谆谆教导他要自立自强，要有事业心。爸爸常表达他看不起那些平庸懒散的同事。

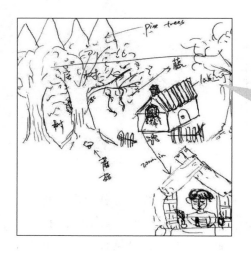

图 3-74　患者画

在未成年人的临床接待、心理咨询和家庭治疗中，一般会让家庭成员画房树人，来评估其家庭结构和系统。在该案例中，患者的图呈现其内心的丰富、紧张，与爸爸相对疏离（现实中爸爸也较少在家）；在患者母亲画中，树大提示目标要求和控制欲高。可以由此理解：这个孩子在缺失父亲的情况下，面对妈妈的控制和严苛，心里很紧张，习惯多思多虑，甚至殚思竭虑到几乎强迫的程度。

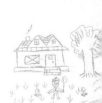

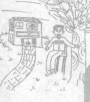

图 3-75 患者母亲画

相对于另外两幅的画面位置，此图整体靠下，一方面提示画者不爱幻想或空想，也提示可能缺乏一定的安全感，希望有所依靠；房屋一般画法；树木给人感觉不够有活力，树叶给人凋敝之感；人物虽小，但结构齐全，头发同样茂密，左侧肢体的刻画明显，象征着对所关注的事情有强烈的控制欲望。树突兀的高大、房小、人远，整体给人一种不协调，疏离的感觉。

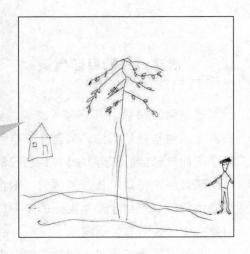

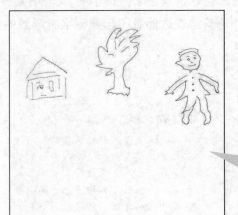

图 3-76 患者父亲画

整体位置偏上，人物较大，提示画者爱幻想的自恋的特质。

"房树人"分析：

　　患者画（如图 3-74）：整体有繁杂凌乱之感、笔触细密、断续，象征着患者思虑多、谨慎小心。画面整体靠上，人在房屋内，为了细致描绘人物特点、开辟了新的绘画位置；房屋位于三棵大树之间，有树冠的庇护，屋顶仔细描绘、门前篱笆环绕，提示患者内心依恋、不够成熟，也感到生活的压抑，内心较封闭，不愿跟外界交流；树画得十分茁壮，突破了心理咨询师提前写好的"房树人"题目直至页眉线，与画面靠上的特点都提示了患者目标高、爱幻想；人物头发的反复描绘，提示患者多思虑的性格，所在环

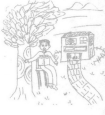

境非常细致的描绘，既是日常生活的写照，也象征着自己理想中的模样，希望自己腹有诗书气自华。

对自己要求较高的男孩

患者男，15岁，头晕头疼、失眠4个月，上课无法集中注意力，父母是农民，有一个大12岁当教师的已婚姐姐。患者对自己要求较高，对考试挫折的耐受力不足，对爸爸也不认同。家庭中爸爸较固执，妈妈爱唠叨。

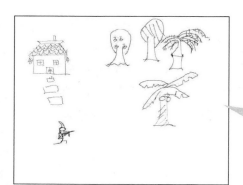

图3-77　患者画

　　从患者的画中可以看到，房屋距离较远，但人物过于细小，显示出他十分不自信的一面以及对家庭的不满，树木种类多，有的还结了果实，表明他有很多目标和期待。

图3-78　患者母亲画

　　从患者母亲的画中可以看到，人物比例较大且绘画相对仔细，显示出妈妈充分的自我感，手部着重描绘，显示出掌控感，推测在实际生活中妈妈比较强势。

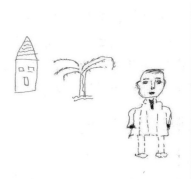

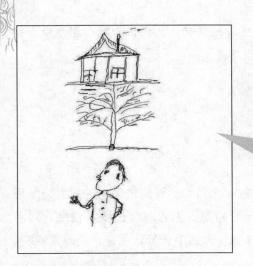

图 3-79　患者父亲画

最着重房屋的描绘，人物画成侧脸，显得犹豫和有所隐藏，也许提示在生活中爸爸无法帮助儿子克服心理上的困难情绪，所以得不到儿子的认同。

"房树人"分析：

这 3 张画的共同点是别扭、不适，这可能也提示他们的家庭关系。该患者画图具有梦幻性，像小孩的创作；妈妈画的人物大、自恋；爸爸画的是摆起来的属于强迫型。三人为分开作图，但可以看到在孩子的画中，笔触既有像妈妈的部分，也有像爸爸的部分，提示对双方均有认同的成分。

 性格迥异的孪生兄弟

患者男，是孪生兄弟里的哥哥，大学在读，因焦虑失眠就诊，服用盐酸文拉法辛缓释片、佐匹克隆后症状减轻；弟弟未读大学，开汽车修理厂，性格随遇而安，已交往一个女朋友。在咨询中笔者认为患者有些好强，故同时让弟弟也画了一幅"房树人"。

"房树人"分析：

孪生兄弟所画的"房树人"非常具有比对的意义，基因、家庭环境相同，性格迥异兴许与禀赋有关。该案例中两张图画的笔触相似、树相似，但其他元素的画法和构图明显不同。哥哥的画

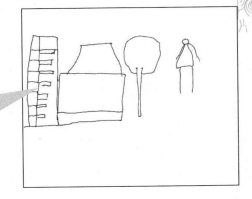

图3-80　患者画

绘画元素单一、笔画不那么连贯，高楼表达了对自己有较高的期望，但人物单薄、有所掩饰，透出了焦虑和不自信的状态。

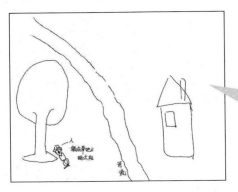

图3-81　患者孪生弟弟画

从图中可以看到，弟弟画得明显柔和一些。表达了休闲和惬意之感，笔触连贯有力量。

看起来很紧张、僵硬，弟弟的图则轻松惬意，表现了两人各异的性格和生活状态。哥哥好胜心强，人际中易多疑，有不安全感；弟弟画的明显柔和一些，有生机。

简单询问得知哥哥在 2 ~ 6 岁期间被送至爷爷奶奶家。爷爷要求比较严，后来哥哥回到爸妈身边，从小就争强好胜，很在意来自长辈的评价。

 相互不满的夫妻

患者女，55，胃胀、胃部难受 1 年，与老公生气后出现症状。该女士很能干，挣钱买了 3 套房，看不起她的老公。两人经常吵架，老公说她就是找事。

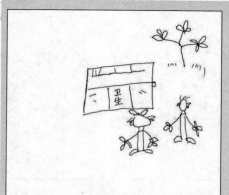

图 3-82　患者"房树人"画

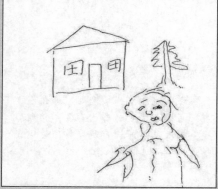

图 3-83　患者丈夫"房树人"画

　　患者画了两个人且女人在左边，代表女性占主导，画的男人像在后边跟着自己；而丈夫只画了非常大的自己。从画中便可以看出他们矛盾的根源：两个人都强势，都希望对方听自己的，自然会产生很多冲突。即使在医生接诊时也不便直接询问的信息（比如性相关），已经在图中隐约呈现了。

"房树人"分析：

　　患者的画中，树像花朵，提示自我欣赏，房屋像透视图，显得家庭生活不美满，而人物手指的样子则显示出在生活中的掌控感；而丈夫的画，笔触轻、树很矮小，人物头部重点描绘而躯干部位模糊，手部锋利像把尖刀，似是在表达内心的不满。

两性心理投射测验"男人、女人、物品、动物"分析：

　　患者将物品画成裤子，提示与感情（性）不满足有关；丈夫画的笔触轻，物品画成锅，动物画成羊，提示他居家和性格的温和。

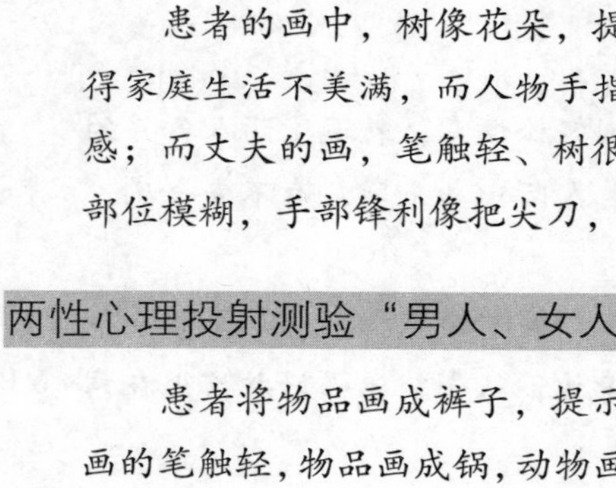

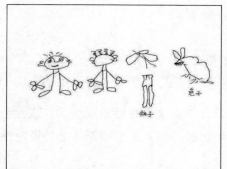

图 3-84　患者"两性关系"画

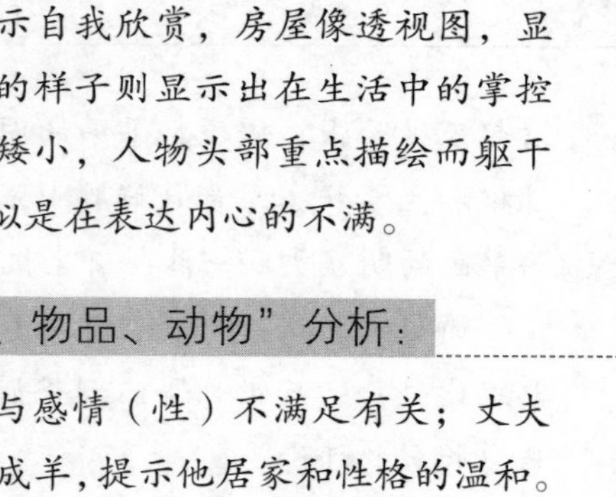

图 3-85　患者丈夫"两性关系"画

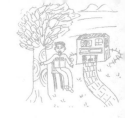

认知差异显著的夫妻

患者女，31岁，公司职员，焦虑、失眠、数次惊恐发作。工作压力大，感性，想放松。患者话多，语速快，有些急躁不安；丈夫语少，沉着冷静。既往体健。诊断：失眠、焦虑状态。

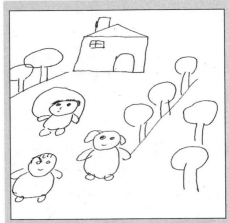

图3-86 患者"房树人"画

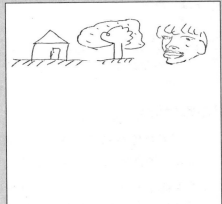

图3-87 患者丈夫"房树人"画

该案例中夫妻图画有明显差异。患者的图像儿童画，丈夫的图像中老年男性的画，明显体现出两人一方情感需求高，而另一方更注重现实。一人感性，另一人则理性，趋于互补。

"房树人"分析：

从夫妻二人的画对比可以看出，患者画作中人物及动物表现手法一致，显得充满童趣，实则表达了心智化不足的特点，因此可能无法面对工作中的压力；而丈夫画作靠近纸张顶端，显得较为理想主义，人物头部的描绘显得比较自信和理性，推测在实际生活中无法理解和帮助童心未泯的妻子处理焦虑情绪。

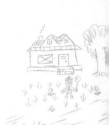

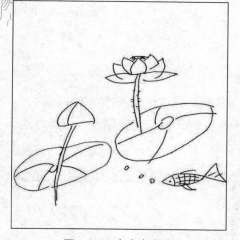

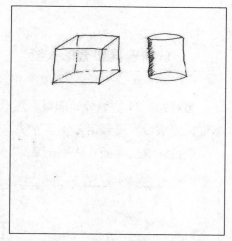

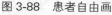
图 3-88　患者自由画　　　　　　　　　图 3-89　患者丈夫自由画

自由画分析：

　　患者的画充满对美好生活的向往，渴望能悠闲放松，与"房树人"图联系起来，显得社会功能不足、心智化不足；而丈夫则工工整整画了立体图形，显得怀揣理想、理性、认真、自信，现实功能很好，他一再表达希望妻子进步。

对丈夫抱怨颇多的中年女性

　　患者为中年女性，间断双下肢无力行走困难和阵发性全身抽动 6 个月，6 个月前有和丈夫争吵的诱因。

　　在原生家庭排行老大，下面有多个弟妹，易思虑，爱多管闲事。婚后和丈夫经营家族企业，对丈夫的管理风格和人际交往方式看不惯，但自己一直在隐忍，在门诊表现得抱怨颇多。最让她难以理解和接受的是，连孩子都站在爸爸那边了。

　　丈夫陪诊，认为妻子好强，爱操心，凡事总是向着孩子，过去经常在家和企业架空自己，虽然企业的创立和扩张主要归功于丈夫。但笔者单独

房树人
绘画投射测验——临床应用实践手册

222

接待患者时，患者抱怨，丈夫越来越不听自己的了，在企业管理方面，丈夫管理权力总揽很多，尤其是半年前为某件公司的事夫妻大吵一架。

既往体健。诊断：癔症——转换障碍。

从无意识的角度，癔症与性压抑有着千丝万缕的关系。患者存在两性困扰的问题，许多时候也会被直接或含蓄地体现在"房树人"的画法上。

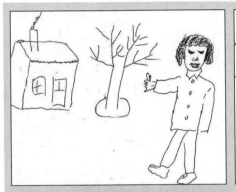

图3-90 患者"房树人"画

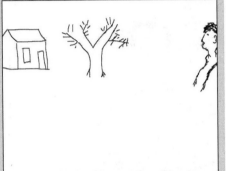

图3-91 患者丈夫"房树人"画

该案例中，患者先画，丈夫模仿作画，因此构图类似。患者的画呈现出更加自恋一些，自主意识强，人伸出手抓向房和树；丈夫的人则是想逃开家和树，既保持距离，又能持续关注。图画与案例情况非常吻合。

"房树人"分析：

患者的图整体倾斜，一定意义上与其无力行走、需要某种支撑的症状有关；房屋冒烟的烟囱有可能提示对两性关系方面有一定期待；树枝干枯，象征与他人或外界环境的关系不佳；人物较大，明显自恋倾向，着重手部的刻画，代表行事强势掌控，头发以及衣着描绘细致，象征思虑多、追求完美。

患者丈夫的"房树人"与患者的画比例构图大致相似，可能与患者先画，丈夫画之前看到了妻子的画有关，模仿式的画法，也提示不想过多暴露自己；树干茁壮、树叶虽是简单描绘但显得枝叶繁茂，象征着画者心理能量的强大和与外界环境相协调；人是侧面，也提示了保持神秘的自我隐藏特点，相对于右侧脸的感性意义而言，左侧脸的画法象征着理性思维；人离房子较远，也就是离家较远，提示和家庭不亲密，存在隔阂；而人没画下半身，可能也提示对身体某些功能已经不自信了。

把夫妻二人的图画进行对比，妻子的房屋在门窗的刻画方面比丈夫的细致，提示着妻子渴望被理解、渴望与他人沟通的一面；树木显得生命力弱、需要保护。

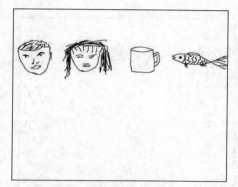
图 3-92　患者"两性关系"画

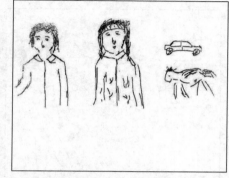
图 3-93　患者丈夫"两性关系"画

两性心理投射测验"男人、女人、物品、动物"分析：

患者画中，女人的笔画比男人重，代表了夫妻关系中的强势。物品是水杯，动物是鱼，都与元素——水有关。针对鱼，可以有多种象征，笔者邀请患者进行了自由联想："鱼给你什么感觉？让你想到了什么？"患者说："灵动……吃的……鱼水情。"因此，本图很可能提示在他们的夫妻关系中，女强男弱，女性渴望"鱼水情"，而丈夫无法满足自己某些心理和（或）身体的需要。

患者丈夫画中，女人较大，笔触繁杂，也提示女性在自己心中所占的比重和影响。构图和笔触提示做事认真、多思虑。汽车是许多男性在画物品时会画的事物，象征财富、掌控和成就感。狗则象征着陪伴、忠诚、听话，相信这是他所盼望的。

从家庭系统角度，患者自小承担"长姐如母"的身份，行事权威且强势，婚后丈夫是家庭和企业的主心骨，但患者不断希望延续老大的风格，和丈夫竞争家庭和企业中的发言权与管理权。6 个月前，因为经营理念夫妻再次争吵，遂发病。家庭与两性关系成为了本案例主要的思路，当然这是初步且略带"野蛮"的分析，

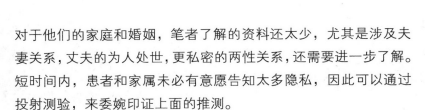

对于他们的家庭和婚姻，笔者了解的资料还太少，尤其是涉及夫妻关系，丈夫的为人处世，更私密的两性关系，还需要进一步了解。短时间内，患者和家属未必有意愿告知太多隐私，因此可以通过投射测验，来委婉印证上面的推测。

通过详细地问诊和投射测验，笔者基本可以确定这名患者的两性关系问题了。但在这种情况下，通常不便直接点明，也不好直接询问更隐私的信息。笔者安排了一名心理咨询师，单独同她做了 25 分钟义务的介绍性访谈，患者也是更多地在陈述症状和抱怨丈夫，隐约也提及丈夫外面有太多应酬，陪伴自己较少。笔者后来给她开了抗焦虑抑郁药，建议她做系统的心理咨询。患者和家属表示认可症状是心理问题，愿意服药，对心理咨询表示再考虑一下。患者的咨询动力一般，且人格特质、夫妻关系和家庭问题，存在许久，冰冻三尺非一日之寒，无法在短时间内得到解决。

除非患者与丈夫想自我调整的动力很强，否则可以预料他们一般会选择维持现状。毕竟若想自我调整，就要去梳理自己的内心，去面对自己内心的各种欲望和不满，这一切均需要坦诚和勇气。面对自己内心真实所引发的痛苦有时可能比现实中的不满和痛苦还要令人难以忍受。

第 9 节　干预案例

无法走出父亲去世阴影的女性

患者中年女性，间断头痛十余年，加重 2 年伴失眠。十余年前产后开始头痛，劳累、经期和感冒时易发，一般不严重，休息时能够缓解。自述生活和工作安宁稳定，否认有心理诱因。

既往体健。诊断：丧恸障碍，紧张性头痛。

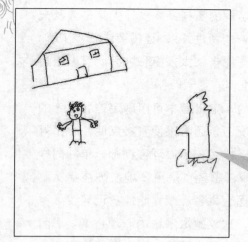

图 3-94 患者"房树人"画

若把房子或树画成极具象征含义的人型，一般可以在解图时直接就此让画者进行自由联想。

"房树人"分析：

图画整体笔触断续感、不够连贯，提示某种犹豫、不确定或回避倾向。

房屋倾斜，给人不够稳固和安全的感觉，象征着家庭生活可能有不尽如人意之处，推测一开始患者想画立体的房屋，但最后呈现出房屋被左右支撑的效果，也提示着在家庭生活中可能缺少支持、需要某种依靠。

人物头发描绘细致，代表多思虑，手指仔细画出来，提示渴望掌控感，腿部描绘简单但比例失调，象征行动力弱，人画得更像娃娃而不像成人，代表患者内心不够成熟的一面，需要外界的关怀。

树木不像树木，似人型，是图中很特殊的部分。

于是笔者问："这棵树像什么？"

患者："像人头。"

笔者："您会想到谁？"

患者："我爸爸。"

笔者："他怎么了？"

患者带着哭腔说："两年前去世了。"

随后笔者起身在她面前摆了一张空椅子，指着椅子说："想象爸爸坐在这张椅子上，看着爸爸，想跟他说什么都可以。"

她抽泣，开始小声哭。笔者："这个环境是安全的，想哭就哭出声吧。"

她哭声逐渐变大："爸爸，你怎么这么早就离开了我们……我好想你啊……"

陪诊的姐姐一直在旁边，也开始不住地流泪。

"爸爸你要能回来，我什么都愿意做。"患者最后声嘶力竭的嚎啕大哭，"我以后再也没有爸爸了，爸爸……"

15 分钟后，患者逐渐平静下来。她告诉笔者，父亲从小对自己宠爱有加，父亲去世后，一直努力克制自己的情绪，总劝自己过好现在的生活。自己的确是在父亲去世以后头痛加重的，还有头晕失眠等诸多不适，一直以为是身体的问题，今天哭了一场，感觉轻松了不少。

笔者："你们以后想爸爸的时候，可以放开地哭，想跟爸爸说的话都可以说出来。每个月拿出半天在家里和妈妈一起翻看爸爸的照片，聊聊过去与爸爸在一起的美好回忆，这样全家人都可以充分哀悼爸爸的离世。"

后来笔者又稍加解释："你的情况主要是哀伤状态，时间是最好的良药。若你们充分哀悼，过半年状态还是不好，就需要做正式的心理咨询了。"

患者欣然接受。

笔者开了抗焦虑药和头痛药，随访 5 个月，患者症状全面缓解。

 失眠梦魇多年的女性

患者女，33 岁，因间断头沉、后枕部痛、睁眼费力、全身乏力，2 年前来就诊，有自幼易失眠多梦、梦中哭喊和拳打脚踢的情况（白天不影响上学），长大以后仍然如此，失眠加重 2 年，伴上述躯体化症状，明显影响生活和工作，故多方求医。之前有医生开抗焦虑药，她拒绝服用。笔者接诊后她认可相关解释、诊断，也开始服药，同时进入正式的心理咨询，综合疗效尚佳。

既往体健。诊断：失眠、抑郁焦虑状态。

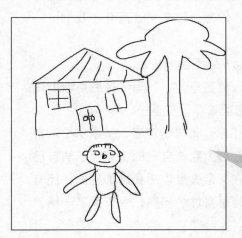

图 3-95 患者"房树人"画

木偶式僵化的人和双开门的画法，都提示早期依恋关系的缺失及渴望情感，可以从这个方面去收集资料。故画图给了解图者直接的提示和指引，有利于医生在较短时间内快速抓住核心、快捷地诊治。

"房树人"分析：

患者图整体感觉稚气未脱，房屋比例较大，一定程度上体现了对家庭亲情的渴望。

房屋被树冠左侧遮挡一部分，有寻求庇护的含义，与母性相关；树木部分的树干稍显纤细、断续，代表了个体心理能量不够强大；人物的儿童化，提示患者内心不够成熟。

凸显的房屋、树冠遮蔽的房顶以及儿童画法的人物，都提示患者缺乏安全感。

门诊就医时，患者自述是被疼痛科转诊而来，不甚理解自己的症状为何是心理问题。她的日常生活和工作尚可，只是朋友较少，仍然单身，妈妈一直催促她恋爱结婚，多次相亲，但多年来一直没有进入正式的感情。

在门诊助理问诊时，安排画了"房树人"的图，笔者随后接诊。

患者主动要求解图，笔者扫了一眼图，并没直接解图，也没有就她问为何是心理问题直接做出解答。而是提出 3 个问题，并且表示随后会引导她悟出一些答案。

笔者疑问 1：为何从小睡眠很不好？

患者：不知道，但我梦中常打架，也动手打身边睡的人。

笔者疑问 2：与爸爸妈妈关系怎么样？

患者：很好啊！

笔者疑问 3：你与他们可以自如交流吗？

患者：可以啊！

笔者笑而不语，请一名心理咨询师配合她进行角色扮演：

首先心理咨询师扮演患者的"妈妈"，情景是"妈妈"站在窗口，面向窗外，不知道女儿已经悄悄进了家门。笔者问："给妈妈打个招呼，你会怎么做呢？"

患者向前走近妈妈，走的过程很慢、很艰难，侧个身，到妈妈面前，说："妈，我回来了。"

接下来，笔者让患者在不用语言的情况下，继续跟妈妈打招呼。她走上前去，用一根手指轻轻戳妈妈的肩膀一下。

再回到起点，笔者问："还有什么方式跟妈妈打招呼吗？"患者两手一摊、一耸肩："想不出更多的方式了。"

笔者给她示范了一个，身体前驱双手展开的拥抱姿势，患者摇摇头，说她从来不会拥抱妈妈。

接下来，笔者安排了另一个场景的角色扮演：

患者坐在凳子上，"妈妈"站在她的身后，笔者问："你愿意现在这样笔直坐着呢？还是愿意靠在妈妈怀里？"她的回答是："就这样坐着就行。

笔者让"妈妈"的手放在女儿的肩上，问："有什么感觉？"患者说："没有。"笔者又问："喜欢吗？"患者小声说："不喜欢。"

笔者引导道："想象，你现在是 2 岁的孩子，妈妈站在你的身后，轻轻用手帮你梳头，抚摸你，妈妈的爱通过指尖悄声无息的传给了女儿……女儿也感受到了来自妈妈的温柔关爱……"同时身后"妈妈"给她梳头抚摸脸庞。

一般情况下，孩子很难抵抗如此温柔的引导，会不自觉的把头靠在"妈妈"的怀里，但患者却依然笔直的坐着不动。笔者问："此时此刻，你愿意靠在妈妈的怀里吗？"患者："不愿意。"

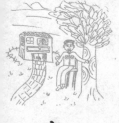

角色扮演结束后，笔者问："你怎么看待刚刚的情形呢？"

患者："你是说我跟妈妈没有亲密感？"笔者："您是聪明人，领悟很快！"

笔者："我们再来看这幅'房树人'图，你觉得人物画得像什么？"

患者："木偶。"

笔者："木偶提示缺乏活力、感情和亲密，往往和妈妈有关。"

患者："是的，我妈妈小时候总打我。"

笔者："妈妈是爱你的，妈妈只是缺乏爱的能力，应该与她的成长有关。"

患者："是的，我妈妈小时候是被抱养的，吃过不少苦，她也被养父母打。她情绪不好，容易发脾气，还经常打我。我长大后，妈妈有时候会试图靠近我，想和我有肢体接触，但我都给推开了。"

笔者："理解，这就也能解释您小时候睡觉时的怪异行为了。"

压抑自己的男人

患者中年男性，公司职员，双大腿内侧和手前臂麻木疼痛 1 年多，之前在某三甲医院按周围神经疾病治疗，效果很不好。1 年前，有家庭关系不和诱因，但自己表示已经过去，否认症状与此有关，也不太愿意讲更多细节。在随诊 2 个月后，患者逐渐愿意说出具体的事件原委了。

既往体健。诊断：焦虑抑郁状态。

患者自述在兄弟姐妹之中付出最多，主要是自己在赡养父母，在工作生活中怕给别人添麻烦，宁可委屈自己的不能欠别人的。坚决否认有心理问题，在笔者的强烈建议下，愿意试试抗焦虑抑郁药物。服药 2 周后，症状缓解 50%，服药 4 周，症状缓解 95%。患者觉得药物特别神奇，但依然否认是心理原因。

在临床实践中，患者常常不能直接表达自身的两性苦恼，这时就可以借由病史、问诊、心理访谈，并结合投射测验，来综合评估。

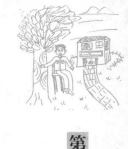

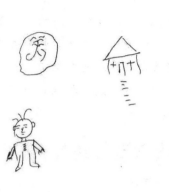

图3-96　患者"房树人"画
　　明显的树干、人下身缺失的画法,尤其是男性如此作画时,可能提示有性相关的障碍。这一点需要委婉询问,因此在该案例中未直接点出,而是引导患者做了意象对话和其他绘画。

"房树人"分析:

　　整体的3个组成元素各自独立且位置距离较远,给人疏离、隐藏之感;房子没有地基,有不稳定、不踏实的感觉,简笔的窗户左右对称,可能提示对伴侣有一定期待;树不像树,象征着事业一般,对未来发展迷茫,对现状不满;人的比例很大,相对房屋和树的画法、人物是最细致的,象征以自我为中心;下身中空,可能提示性方面的缺失。

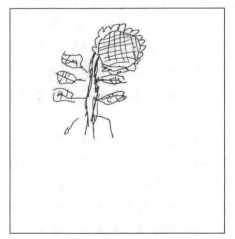

图3-97　患者自由画

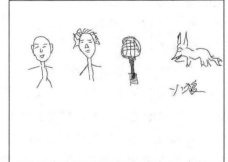

图3-98　患者"两性关系"画

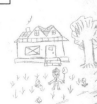

自由绘画分析：

患者自由选择画了向日葵，这是花中最具雄性特质的花卉之一，象征浪漫的感情和"霸道总裁式"的爱情。笔者引导患者闭上眼睛想象自己来到一个花园，患者表示在自己的想象中，有一片向日葵，其中有几只是耷拉着脑袋的。这可能是与性能力下降有关的象征。

两性关系心理投射测验"男人、女人、物品、动物"分析：

男人女人均头大，身体小，象征多思虑。

羽毛球拍，代表爱好运动，象征活力。

狼，代表男性的特质，征服欲。

"房树人"图中的人，自由绘画中的向日葵和"男人、女人、物品、动物"中的狼，均提示患者渴望阳刚之气和满意的两性关系。考虑是渴望得到？还是以前拥有，现在缺失了？

在问及他的夫妻关系时，患者脱口而出："百分之百满意！"再问及妻子性格时，患者说："遇事老婆拿主意，她比较强势，我都是让着她，不过夫妻关系百分之百满意！"

考虑到患者的问题根源可能主要在两性关系，笔者引导患者闭上眼睛，并进行想象："想象有一位女性站在你的面前，你想到谁？"患者答："我们群主。"笔者请他再想象："此时又来一名女性，你想象到谁？"患者答："还是群主。"笔者第三次邀请他想象："现在又来了一名女性，你能想象到谁？"患者答："我想到的就还是群主。"笔者问："她穿什么衣服呢？"患者答："红色裙子。"

为什么3次看到的都是群主，还都穿着红色裙子？他的妻子呢？女儿呢？妈妈呢？笔者点到为止，现场未给患者做解读；患者也没有要求笔者解读。后来他告诉笔者，群主为人热情大方，是他高中时的女同学。

大部分来访者缺乏坦诚面对自己内心的勇气和智慧，当内心有各种未被满足的愿望和未完成情结时，往往容易通过躯体不适来表达。潜意识远比意识要丰富和真实，做梦、口误、人格意象、自由联想、画图等，均能呈现潜意识的某些内容。

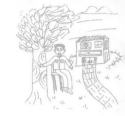

患有癔症的女性

患者女，30 岁，有 3 位姐姐，丈夫入赘。发作性嗜睡 22 年，伴情绪波动大，幻觉妄想，噩梦多，感觉有人压迫自己的身体，轻生行为 1 次。

既往体健。诊断：癔症、梦魇。

患者孩子 8 岁，5 年前丈夫因逃避患者医药费而离婚，但二人仍在一同居住和工作。

曾住精神病院，按精神分裂症治疗，效差。后神内科医生按发作性睡病治疗，效差。心理科按神经症给予抗焦虑抑郁药和神经镇静类药物治疗，有部分疗效，但患者仍时有恐惧感，仍做噩梦及睡梦中惊醒，有幻触，在似睡非睡状态下感觉有人摸自己的脸。有一次感觉自己穿过两个人的身体。患者告诉妈妈后，妈妈马上去请巫师来家做"法事"。民间俗称"鬼压床"属于偏迷信的想法，指个体在睡眠中突然有意识，但身体不能动，在担心恐惧中出现幻觉，似乎有人压着自己的身体。出现的频率受身体和情绪状况的影响。在医学上属于一种睡眠病癔症，也称梦魇。

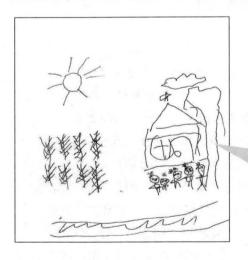

图 3-99　患者"房树人"画

　　当图中有多人时，需要询问画者的家庭结构。线条刺刺的画法则提示有癔症倾向。

"房树人"分析：

　　房、树靠右，象征渴望父性的关爱，房和树靠得很近，提示

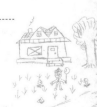

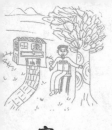

紧密的依恋关系。房子门窗笔触夸张重叠，代表渴望沟通和被理解的愿望。右侧的树干高大而树冠相对较小，代表内在情绪丰富，但精神活动和心智相对贫乏。5个人标明是自己、孩子、丈夫和父母，象征对家庭的依附感和重视。左侧尖树枝象征愤怒杂乱的情绪，而画尖树枝和矮树丛的区域，象征过去的伤痕和迟滞的心理发展。左侧的太阳象征家庭的支持更多来自母亲，云朵象征压力，前面的河水象征无意识中的顽强生命力，同时渴望能量的流动和充盈。

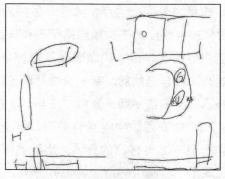

图 3-100　患者"客厅"图

"客厅"图分析：

患者说自己所画是真实的家庭客厅布局，患者丈夫因逃避承担患者的医药费而离婚，但8年以来，二人同吃同住，共同工作。所谓名义上离婚了，但心身不分离，因此只画出自己和丈夫。

患者小时候，曾单独和小伙伴两人晚上在家，互相诉说有鬼的故事，那时害怕后便睡觉，此后开始发作性嗜睡。患者母亲相信鬼神大仙，多方请道士仙姑驱鬼，做"法事"时患者的恐惧加重。15岁时因想治病，母亲将其送到尼姑庵出家，患者更加害怕，当晚出现了身体被压迫的感觉，1周后被送回家……十余年来，做法驱鬼成了她和家人的例行公事，却不知这样一来，做"法事"本身就会源源不断的给患者带来恐惧，非但无济于事，反而加重症状。

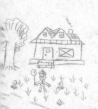

随后笔者就患者的情况，主持了一场角色扮演，其意义为：

1. 收集信息，了解成长过程和重大创伤事件，进行心理评估，建立共情支持，建立关系。

2. 支持性心理访谈。

3. 考虑患者的发作，与心理创伤所致癔症有关，可以进行角色扮演和情景再现。

角色扮演过程：

第1步：在关灯后诊室黑暗的情况下，让妈妈扮演其儿时的伙伴，互相说"这屋里有鬼"，患者表现出紧张害怕的神情和姿势。

第2步：开灯，让患者回到现实中，让其明白屋里什么也没有。

第3步：再次关灯，让"儿时的伙伴"和她互相说"这屋里有鬼"，患者仍表现出紧张害怕的神情，但比第一次减轻。

第4步：随即开灯后让患者再回到现实中，让其明白屋里什么也没有。

第5步：

关灯，笔者让患者在黑暗中掀动诊室的窗帘。患者很害怕，勉强在妈妈的陪护下才完成。

开灯后，让患者掀动每一个窗帘，患者很自如地完成。

再次关灯，在笔者的不断鼓励之下，患者终于能做到在黑暗中独自掀窗帘了。

第6步：

关灯，笔者将一堆衣服放在患者身前的椅子上，询问患者："你看前面有什么？"患者："有个东西，我害怕！"

笔者："试试去动动它？"患者："我不敢！"

开灯，笔者问："你看前面有什么？"患者："就是一堆大衣嘛。"

再次关灯，笔者："你看前面有什么？"患者："应该是一堆衣服吧？"

笔者："试试去动动它？"患者略显迟疑："那我试试吧。"遂过去摸了摸衣服。

第7步：

关灯，笔者让一位助理把大衣蒙在头上，站在患者身前。笔者问："你看前面有什么？"患者："站着的是什么？我好害怕！"

开灯后，笔者："你看前面有什么？"患者："哦，有一个人披着大衣呀！"

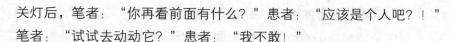

关灯后，笔者："你再看前面有什么？"患者："应该是个人吧？！"

笔者："试试去动它？"患者："我不敢！"

笔者："不要害怕，你可以试试去动动它的！"患者："我不敢！"

笔者："你能行的！我相信你有这勇气的！"。

迟疑中，患者小心翼翼地用手轻轻摸了一下前面的"鬼"，迅即后退。

开灯后，笔者："你再看前面有什么？"患者："是有个人披着大衣吓唬我。"

不等笔者提示，她主动用手推了一下助理："你吓不到我的，我不怕你！"

第8步：

关灯，笔者说："你去动动她，试着把外衣揭下来。"患者："我有些害怕……但我也可以试试。"她走过去，小心翼翼去揭助理身上的大衣。

开灯，笔者鼓励："你很勇敢。"

关灯，继续重复扮演上述情景，患者表现得更加自如和勇敢。

开灯，继续重复扮演上述情景。

第9步：

再次重现开始时的一幕。黑暗中，"小伙伴"说："屋里面有鬼。"患者："没有啊！"

"小伙伴"再说："就藏在窗帘后面。"患者："没有吧？"

笔者说："你可以去看看有没有呀。"于是患者稍加犹豫后，再次掀动每个窗帘，说："这屋里根本没有鬼！"

笔者："跟着我说一遍，这世界根本就没有鬼！"患者："这世界根本就没有鬼！"

笔者："继续跟我说，我没必要害怕的！"患者："我没必要害怕的！"

笔者："我是很勇敢的！"患者："我是很勇敢的！"

笔者："我真的很勇敢的！"患者："我真的很勇敢的！"

笔者伸出大拇指："你真的很勇敢！"并让在一旁的妈妈也走上前去，一起伸出大拇指："你真的很勇敢！""你很棒的，妈妈相信你！"。

经过笔者上述两小时的角色扮演，循序渐进，进行脱敏和现实化治疗，当下患者的神情由凝重变为轻松，也有些笑容。数日后，妈妈带患者专门来诊室告诉笔者，患者的总体病情有了明显好转，没有发生嗜睡和明显情

房树人

绘画投射测验——

临床应用实践手册

绪波动，数日晚上没再做噩梦及梦中幻触。笔者随即告之将大剂量的神经镇静药减半剂量服用。3 周和 7 周后随诊，病情无明显反复。

在心理咨询中，笔者反复使用情景再现和角色扮演，将黑暗中恐惧"鬼"的故事情景模拟出来，促进其直面恐惧，发泄相关负性情绪，并积极引导。重要的是，当患者整个生命历程中的恐惧呈现后，使现实中无鬼的观念真正被她所理解和接受，并让其体会到自身内在的勇敢和自信。暴露与积极暗示，也是癔症的常用心理干预之一，在评估准确后运用，常常会达到事半功倍的效果。

没有得到家庭关爱的男孩

患者男，12 岁，初中一年级，1 个月前突然晕倒，十几分钟后恢复意识，之后 1 个月逐渐发展到每天数次晕倒。首诊时初步考虑癫痫，后住院确诊转换障碍。

医生接诊时询问患者发作时自己心里是否清楚，他回答："不清楚。"首诊医生遂收住儿科病房，头颅核磁和脑电图均正常。于是儿科病房的主管医生邀请宣武心理团队的心理咨询师前去做义务心理访谈（约 30 分钟）。访谈时母子同在，都否认有明显的心理诱因。但妈妈悄悄说患者晕倒的时候还会睁眼偷看，有时候笑一下。随后，心理咨询师引导孩子画了下述"房树人"图。

咨询师："说说看你画的内容？"

孩子用手指着一排人说："这四个人是爸爸、妈妈、爷爷、奶奶，前面是我弟弟，树旁边是我。"

咨询师："为什么有两个房子呢？"

孩子："大的是农村的，小的是城市的。"

咨询师："你喜欢哪个房子？"

"大的。"

当即心理咨询师请家属回避，去门外等候。

心理咨询师："可以告诉我刚刚你没有说的东西吗？这个图已经暴露

了你的内心活动，有些矛盾和纠结！"

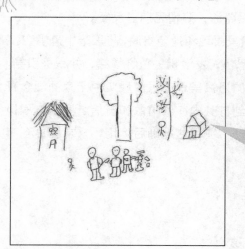

图 3-101 患者"房树人"画

画中具有丰富故事情节时，可以邀请画者就图进行叙事、解读、联想，也可以通过空椅子和角色扮演进行一定呈现，延展图画更深层次的内容，进行深入工作。当画面呈现某些非常规画法或特征时，应给予足够重视。此图有两棵树、两座房且风格迥异，有一孩子远离大人，均有些特别。

孩子先是一愣，苦笑一下，随后就打开了话匣子，详细说了许多自己的家庭情况及感受想法。话毕，他提及爸爸专门叮嘱他和妈妈，不许向外人提起爸爸打他之事。

患者"房树人"分析：

画面整体具有丰富的内容和情节感，尤其是关于多个人和两栋房子的解法，常常要结合画者个人的现实情况来综合解析。如果在不了解画者情况时直接解析，很可能解释得不准确。

此图是患者对家庭关系的呈现与表达：左侧是从小受宠的弟弟，爸爸妈妈和爷爷奶奶关系紧密。而自己站在遥远的树下，体现出来自己和家人的心理距离。

两栋房屋分别代表现实中家里的两套房子，农村的房子大，城市的房子小。爸爸教育严厉，经常体罚，比如，用皮带打他。以前自己跟随妈妈和爷爷奶奶在农村上学，爸爸在县城打工，偶尔回农村就会打他，爷爷奶奶会护着他，或者他会撒腿跑掉。近期患者搬到县城上学了，平时和爸爸两人一起生活，挨打时无人帮、无处逃。值得关注的是，图中左侧房屋是开放式画法，象征着患者在农村被打时的逃跑空间；右侧房屋是狭小和封闭的，在县城，被爸爸打的次数多了，还跑不掉。和爸爸紧张的关系就成为了他发病的主要诱因。

　　一大一小两棵树的画法截然不同，左侧树木高大苗壮、给人整齐之感，而右侧树木单薄，枝叶虽多、但给人杂乱和凋谢之感。下面的小人似乎在靠向这棵树木，寻求庇护，可惜树太小。

　　从儿科出院以后，一家人来到笔者的门诊进行咨询。笔者给他们家庭做了一例简单的角色扮演站位游戏。

　　首先，笔者让父亲和母亲相隔一米远站位，然后让患者自由选择自己所站的位置。

　　患者一开始选择自己主动离父母远远的，不愿意靠近父母。笔者问："你还愿意站到别的地方尝试一下吗？"孩子摇摇头。

　　笔者直接指示他去站在妈妈的旁边，并问他有什么感觉？孩子表示感觉舒服。笔者问："那刚才为何与父母保持距离？"孩子沉默不语。

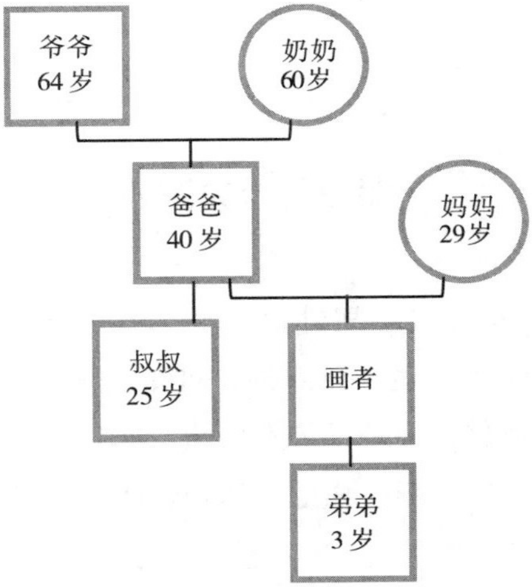

图 3-102　患者家庭图

　　孩子的矛盾表现，说明他既想亲近父母又恐惧他们，这正揭示了他内心的冲突，也是他发病的根源。

　　于是笔者让孩子出诊室回避，用凳子代替孩子的位置，给父母摆放了家庭三角关系图（父、母、子三人各占三角形的一角），并做出解释："三角形是相对稳定的。但是，每个家庭的三角是否真正稳定呢？"

　　笔者引导父母去思考"在这个点上的孩子的心理健康，受什么因素的影响？"父母一致同意受家庭尤其是父母的影响。笔者继续解释，由于孩子小于 16 岁，故心理访谈的重点放在父母身上，建议父母进入正式心理咨询，暂时没必要给予患者药物治疗。他俩当下表示同意。

　　笔者认为这位爸爸答应得太痛快了，感觉他做心理咨询的真正动力不足。

　　出门后，爸爸悄悄跟妈妈说："我们再去安定医院儿科看看吧"，妈妈说："这边儿科不是没查出问题吗？"，爸爸则说："这边没查出来，怎么保证那边也查不出来呢？"

笔者也觉得惋惜，只能尊重他们的决定，尊重他们的家庭状况。

现场有观摩者询问："大夫，您怎么预知孩子的爸爸进入心理咨询的动力不足？"

笔者解释："爸爸经常打孩子，但孩子和妈妈均不敢直接透露，说明爸爸在家里是非常强势的或很自恋的。在解释三角关系图时，笔者有意顾及爸爸的面子，仅提及父母影响孩子，妈妈小心翼翼，而爸爸面无表情机械地应答，表面上的回答看似正确，实则没有自我反省之意。"

渴望父母关注和认可的青年

患者，男性，28岁，金融业。2015年因头晕、头皮紧张，眼花、易疲劳，颈椎不适，面部肌肉僵硬、恐惧与他人对视等症状找到笔者就诊，服药后减轻，停药即加重症状，2018年再次就诊。

诊断：焦虑状态和躯体化障碍。

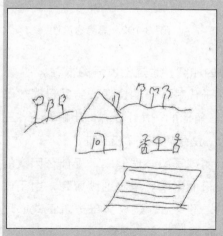
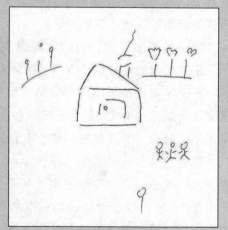

图 3-103　2015 年首诊时患者画的图　　图 3-104　2018 年第 2 次就诊时患者画的图

该案例中，两次绘图基本相似，如此对画的解读就比较准确，更能说明画图一定程度上可以呈现画者的心理和人格特征。因画中人物小、符号化，表现出自主意识不太强、无存在感，因此为了解患者的个性特点补测自画像，而其画法依然呈现出行动力较弱。

"房树人"分析：

图 3-103 为患者 2015 年首诊时的画图，图 3-104 为 2018 年患者第二次就诊时的画图。整体上两幅图的内容和风格基本一致：房屋没有窗户，门上有个把手，提示患者在人际沟通方面较为被动；树木成群，排列在房屋左右，但较为纤细，一方面提示患者内心能量不够强大，另一方面提示可能缺乏安全感，多棵树的画法也提示画者内心渴望得到同龄人的认可，能融入集体；人物是符号人的画法，也暗示了自信心不足或内在能量偏弱的一面。

笔者询问图 3-104 中的三个人是谁，患者说是爸爸、妈妈和自己，足见他非常渴望陪伴，渴望父母的关注和肯定。

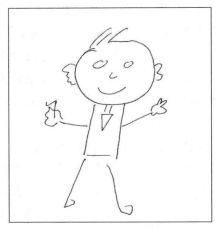

图 3-105　患者自由画

自画像分析：

脑袋很大，胳膊、手和脚都很纤细。笔者解读，此患者热爱思考、富于幻想，但现实中，还需要增强行动力。患者表示认可。

2018 年接诊时，患者刚开始对自己疾病的认识，就停留在"哦，我情绪不稳定"，当笔者再问他情绪背后还有什么，其实患者是理解不了情绪的背后是源于他成长过程中很少得到鼓励、肯定、赞赏及父母的理解和放手。一直陪伴他的妈妈仅关注他的学习，不重视他的兴趣，在他四年级时不与他协商就叫停了他很喜欢的乒乓球训练，而爸爸很忙、陪伴很少。

患者 2015 年做过一次心理咨询，后来回家乡又咨询了 6 次。患者觉得心理咨询师没有真正地理解他，所以就没有继续再咨询。这次笔者重新派一位受到严格系统培训的心理咨询师接待他，他稍迟疑，然后说那就试试看。

心理咨询师先跟患者义务咨询 15 分钟，此为介绍性访谈，主要是核实一些信息、评估他心理状态、介绍心理咨询步骤。其后他表示愿意当天做首次正式的心理访谈。

趁这个时间，笔者接待了患者的父亲。

笔者问："您知道孩子为什么生病吗？"

父亲："我不知道。"

笔者："初步评估，可能跟你们的养育模式有关。"

父亲："我们挺尊重他的呀，又没有打他骂他。"

笔者："妈妈要求太仔细，只看学习，而爸爸呢少于陪伴。若一个孩子小时候是由妈妈管教和照顾，尤其男孩儿，在逐渐长大以后，他应该要向爸爸靠拢，认同和模仿爸爸的各种行为和处事方式。目前情况是当他想要靠近您时，您没有给予积极回应。"

爸爸若有所思："恐怕还是我跟他接触太少了。"

待患者结束介绍性访谈后，笔者用角色扮演摆了一个家庭位置，令心理咨询师来扮演他的妈妈，让他站在妈妈旁边。笔者说："你小时候受妈妈照顾和影响最大，当一个男生逐渐要长大，要向谁靠拢呢？"患者说："我其实是想向爸爸靠拢，但是我靠不过去"。

然后笔者让患者直接面对爸爸，并询问："你愿意靠近爸爸还是站着不动？"他说："我愿意靠近爸爸。"这次是鼓励患者勇敢向爸爸靠近。

笔者问爸爸："你看你儿子有什么优点？"爸爸半天说不出话，看来实在是不习惯肯定儿子。在笔者逐步引导下，爸爸像挤牙膏式断断续续地说："我儿子，聪明，懂事。"

笔者："还有没有啊？"

爸爸："……还孝顺，很理性！"

笔者："还有吗？比如，你儿子长得帅不帅啊？"

爸爸："长得挺帅！"

"好！"笔者对爸爸说，"以后现实中多跟他交流，多肯定他。"

天下的父母都爱孩子，都有望子成龙、望女成凤的期待。学习不是不重要，但如果家长过度强调学习，而没有很好地理解孩子，剥夺了孩子的兴趣爱好和自主发挥的空间，对孩子心理会造成很大的负面影响。这个患者就是很好的例证。

在男孩的成长过程中，随着孩子长大，母亲就要逐步放手，给他充分的空间去发展同伴关系和爱好，与此同时，父亲要更多的陪伴儿子，给儿子树立男性的榜样形象。

笔者在父母家庭教育中，常常使用如下比喻：我们可以把孩子获得的"成功""成绩"和"成才"，比喻为大象身上最具特色的鼻子。鼻子可以高高扬起，可以举起很重的物体，大象自身或大象的父母都为之自豪，但大象若没有坚实粗壮的四肢，不能支撑起自己的身躯，又如何高高扬起自己引以为豪的鼻子呢？

孩子成长过程中需要父母的"陪伴""倾听""尊重"和"赏识"，就像大象的四肢；孩子内心的自我防御，是大象的耳朵；家长和老师给予理解和支持，孩子才能自由自在，就如大象的尾巴……若父母只盯着孩子是否能出好成绩，可能说出去觉得脸上有光（就像大象可以高高扬起的鼻子），一味的要求和责备孩子，就犹如盲人摸象一般，只顾其一，不顾其余，如果等到某日象鼻子不能高高举起，大象无精打采（孩子不能正常上学和与同龄人交流），这时父母才不得不找医生看病，才明白原来他们太关注学习成绩和目标，忽视了与孩子心身健康关联的其他因素。

 ## 摘掉"双相情感障碍"帽子的女孩

患者，女，高一，曾被诊断为双相情感障碍，在当地精神病院住院治疗1个多月，出院后仍在服用大量碳酸锂、喹硫平和奥氮平。患者坚信自己没有病，妈妈坚持认为孩子就是双相情感障碍，爸爸自称保持"中立"的态度，但支持妈妈的想法和决定，坚定地每天督促孩子按时服药。

来笔者处就诊时，患者对进医院有强烈抵触情绪，和笔者见面第一句话是："医生，您可以被信赖吗？"

笔者："当然可以，看来您有隐情，给您 10 分钟，您自如诉说，如何？"简单交流后，笔者又让其与心理咨询师单独进行了 15 ～ 20 分钟介绍性访谈。通过耐心沟通交流，笔者发现患者内心存在很多委屈情绪，同时也因之前经历门诊及病房精神科医生的粗线条式的接诊（缺乏耐心仔细的病史收集和信息核实）对待而产生一系列阻抗情绪，由此出现创伤后应激障碍（PTSD）的综合症状，经常闪回住院前后的场景，心情起起伏伏，不想服药但又不得不服。患者总体上表达能力强、有条理和清晰的自我认知，言语中充满对父母和医生的愤怒和无可奈何的情绪。目前患者睡眠不好但不严重，晚上服用 1 粒奥氮平，白天有些嗜睡，不能像先前专注于看书学习，心里着急。

患者有一哥哥已经上大学，父母经常督促患者要好好学习，向优秀的哥哥靠拢。她本人学习刻苦、成绩优秀，做事认真细致、追求完美，敏感、在意他人评价，自我评价低，经常怕得罪别人而委屈自己。平时与同学老师关系还不错，有知心朋友。幼年时父母不和，妈妈偏强势、多思虑、易焦虑、目标化；爸爸简单、实在，有时脾气急躁，遇到事情总体上听妈妈的。

患者既往体健。没有头颅外伤史，没有高热惊厥史，家族无遗传性疾病史。

初步印象：PTSD，知情意大致正常，人格相对正常和稳定。

"房树人"解析：

患者的画（图 3-106）：整体画面工整、自然、细腻而有美感。房屋很大，提示她对家庭很重视；房檐相对厚重，提示她可能有一定的压力感；烟囱中冒出的"烟"被特意标明是水蒸气，提示患者关心气候变化，对美好生活有一定的期待，也可能提示有情绪需要发泄，但危害性不强。门是封闭的，提示患者在人际沟通交流方面有一定的封闭性；窗户是敞开的，代表了她内心渴望与外界交流，而交流有一定的被动性和非便利性；有窗帘，象征着对生活美感的追求。门前有栏杆，提示她想要寻求支持，或表达防御的意识。树只画了树叶，遮蔽着部分屋顶，象征着患者希望得到庇护，或提示某些温暖细腻的感情；缺少树干的部分，可能提示回避成长中的某些问题。人物是符号人画法，提示缺乏自信心，没有上肢，表现出无力感，提示行动力有待提升。人躺在椅子上提示渴望轻松和享受的状态，也可能是无所事事、有些落寞（但要结合现状分析）。房屋占据非常大的比例，且显示的是左侧面，既提示对家的依赖，又显示对权威的某种抗拒。

患者母亲的画（图3-107）：图中着力表达的美好期待稍显无力感和疏离感；房屋是侧面开门，象征着一定的逃避行为或提示其没有安全感；两棵树木相互依靠，提示画者渴望陪伴和有希

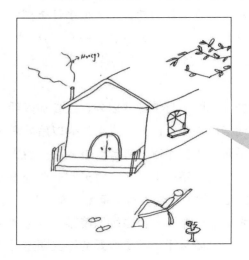

图 3-106 患者画
从整体上看，患者的图很协调，但存在有许多细节问题，如人躺着、只有树枝、房子不全，这是提示患者有严重的问题，还是一种艺术创作呢？具体情况需要结合患者个人病史来分析。

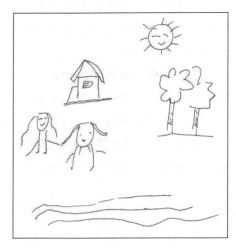

图 3-107 患者母亲画

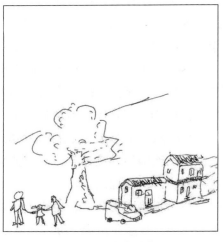

图 3-108 患者父亲画

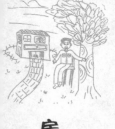

望被理解的需要，树干被描黑，提示其存在一定的负面情绪有待梳理；右上角的太阳也是提示渴望来自男性的理解、支持和关心；人物看似是母女二人，符号人的画法，肢体很纤细，在孩子的部分没有画腿部，可能提示着对孩子的重视，或孩子在妈妈心中非常重要的位置。前面有流动的河流，提示画者内心尚存对柔弱、灵动、灵活、变化或调整的期待。

患者父亲画（图3-108）：整体图画靠近纸张的下部，仔细和写实画法，提示画者稳定务实的性格特质。笔触细密复杂，象征画者做事认真细致的特征；房顶和窗户被刻意描记，似乎提示某些防御或压力；房屋多而完整描绘、树木高大苗壮、一家三口携手站立，代表了对家庭和睦、美好生活的重视和期待。

患者视学习为人生唯一有意义的事，除了日常课业以外，还参加多项竞赛和比赛。后来她追求成绩到了迷信的地步，比如，觉得生病以后的考试会考好、喝某种酸奶会考好、考前听音乐会考砸，等等。进入高一后，患者感觉累到不行，月考成绩下降后崩溃，不去上学了，每天写七八个小时日记，并跟父母抱怨："写完就去死，因为活着太累，毫无意义！"

妈妈"偷看"了孩子的日记，考虑之后邀请一位当地医院某"权威的精神科医生"到家里来给孩子看病，但哄骗孩子说这是妈妈的朋友顺道过来家里坐坐。在交谈中，这位"叔叔"没有让孩子说说她自己是否有什么困惑或压力，而是以长辈的口吻"语重心长"式地进行说教。孩子很快意识到自己被骗了，为了避免发生冲突，站起来冲出屋外。

这位医生当下认为孩子的态度是双相情感障碍中躁狂发作的表现，于是叮嘱父母一定要带孩子去当地最大的精神专科医院住院治疗并且要服用精神类药物，否则以后麻烦就大了。这位医生在没有详细询问病史的情况下，感觉自己的"权威"被冒犯，就给这个孩子扣上了"可能是双相情感障碍"的帽子。而随后的接诊专家则仅凭父母的病史陈述就认同了先前医生的双相诊断，开出住院证。

患者拒绝心理疏导、拒绝去医院，于是家人次日将其骗到当地的精神卫生中心，且家属用绳子捆绑将其强制入院治疗。据患者回忆，住院期间，医生们主要从父母那里了解病情，没有人来同她交流甚至一对一问诊。而自己因为被骗来而情绪激动，又被没收手机、捆绑、隔离和威胁电击。她意识到只有乖乖配合才能出去，于是从第三天开始装作听话，乖乖服药，1个多月后出院。

因精神科病区主任曾经告诉她"如果不按时服用药物，你就会疯掉，并且还会再被关进精神病院"，患者出院后持续服药，但内心抗拒，并认为自己不是双相情感障碍。出院后，患者经常出现闪回，深感恐惧、无助、委屈，怨恨父母强制送她进精神病院，怨恨医生不了解详细信息就下诊断开药。患者每天与母亲吵架，曾用绳子从后面勒住妈妈的脖子发泄情绪，母亲因心存愧疚并未阻止；也拒绝与父亲说话，父亲被迫搬出去住。

了解到患者的情况后，笔者判断其明显属于被误诊，果断停用所有药物。因患者拒绝进入心理咨询，笔者尊重其意愿，且强烈建议其愿意时再随时联系咨询师。随即，患者父母当晚进行了1次心理咨询，且计划两周后再远程给笔者反馈随后情况。

离开时，患者问："我真的不会疯吧？"笔者笑着回答："放心吧，您不会疯的"。

回到家乡后，患者情绪一天比一天好，平时在家就学习、看书、听歌与同学、老师交流均正常，但仍会不时与妈妈吵架，最恨妈妈"从来不好好倾听和理解自己"。妈妈还是会有自己的欲望和焦虑情绪，远程问诊中抱怨女儿总是不理解当妈的用心、不听从她的安排，希望笔者能劝劝女儿，一是放下对父母的怨恨，二是回到学校专心学习。

笔者耐心告诉妈妈，她对女儿的欲望多且掌控强，孩子的爸爸在家里根本没有话语权，无法起制衡作用，妈妈的情绪波动似乎比女儿大，若不尽快放手，她与女儿的冲突肯定会更加严重。放手少管，对于她和女儿都是好事，她要相信女儿能自己管理好自己，尽量倾听，少评论，少要求，更不要动不动指责孩子。所谓放手也不是完全不管，有两点底线要坚持：一是没有威胁生命安全的问题；二是没有去危害别人。只要在这两条底线上，家长尽量不要去干涉孩子，比如：何时睡觉、何时起床、何时看书、看什么书、与哪位同学交流，等等。

妈妈随后继续与咨询师进行远程心理咨询，她也似乎能逐渐觉察到自己的心理状况和情绪波动确实能影响到女儿，但她自我反思和调整的动力不强，有时不按时进入心理访谈。

1个月后，患者回到学校上学，但在模拟考试中成绩不如之前，患者心理上无法接受，再次回家，但心里仍想念学校。妈妈遂找笔者远程问诊，此次为一家三口一同视频咨询60分钟。

笔者再次建议患者如愿意可进入心理咨询，处理她内心的哀怨和创伤。患者拒绝，说太耽误时间，她要看书备考。患者要求父母带她去病房找那位专家级的医生，愤怒地说："我没有他们眼里的精神疾病，起码他们应该仔细询问病史吧！"

笔者随即询问一旁的爸爸："您怎么考虑闺女的目前表现？"即使笔者反复提醒，爸爸仍无自省，一直在说学习压力的原因。此时坐在一旁的患者非常生气地站起身冲出房间。

笔者告知父母，应该充分理解和尊重孩子的愿望，关于患者想要找那位精神科医生"兴师问罪"，父母可以先过去，反馈孩子的真实情况，同时也向医生提出委婉质疑和建议，重点是当父母的必须为此事拿出一个非常重视的态度，才能安慰孩子憋屈的心情，真这么做了，孩子未必还会去找那位当初主管病区的专家级医生。

笔者继续帮助父母理解孩子：

"我觉得父母一直把孩子的表现理解为是症状，是恶性的，想去改变孩子。但是一个人不高兴发脾气，甚至打人砸物，不一定是有心理障碍。她遇到了不高兴的事情，勇于表达出来，表达以后没得到理解，还被指责，所以更生气了，忍无可忍才动的手，这很正常。孩子可以表达攻击，是好事情，是有能量的表现，她有独立自主的主见。父母只有真正把孩子的表现，理解为普通人际沟通不畅所致的冲突和情绪，才能真正放下'孩子有病'和'治疗孩子'的想法。

如果咱们父母在单位，被领导冤枉，那我们一定会找领导做解释，或进一步的想要个公道。如果哪天咱们被强制的关进精神病院，还乖乖地不能发声和不能抗议，才是不正常的。可是当时孩子强烈向家长、向医生反复声明自己没有病，没有人静下来询问原委，这才让孩子一直感觉很愤怒，耿耿于怀。妈妈还提到孩子一言不合就摔门而去，这其实是一种成熟的表现：在冲突中能够及时喊停。她知道多说无益，因为妈妈根本不在倾听的频道上，永远都无法真正进入双向交流，这也是孩子对妈妈强烈怨恨的第二个原因。故冲突中，有时孩子冲妈妈大声叫喊，有时夺门而出以避免事态继续恶化。

孩子刚刚离开，你们很担心，但她可能去做什么了呢？我猜是去复习了。就像她来门诊候诊期间都在过道的凳子上抓紧看书。所以不要以担心的名义，把她当成一个'患者'和'坏孩子'去对待。我也能感觉到，孩子在表达对医生的愤怒时，会说一些很具有攻击性的话。父母担心她真的实施，就想着怎么别让孩子闯祸，而忽视了对孩子的理解。她表达的实际上就像夫妻吵架说'我要跟你离婚'一样，她不会真的去做的。如果她想去找医生麻烦，她随时可以买火车票去，根本不需要征得你们的同意。你们只需要去理解她，坚定不移地站在她的立场就可以。"

所以孩子所谓的写自杀日记、攻击他人，都不如说她在用另一种方式在"言说自己"，在与家长交流，寻求"被关注，被理解"。笔者接待时曾问："您若真的想死，还会让妈妈有机会偷看到您的笔记吗？"患者回应："那段时间太累了，我就是说说而已！"笔者："其实，也是一种想同妈妈的交流，对妈妈有所期待呢！"女孩点点头。这是心理访谈中的共情和镜映技术，偶尔应用于临床接诊，能立马拉近医生和患者的距离。

家长合适的回应方式是，要么暂时假装什么都没有发生，密切观察孩子的动向，要么索性开诚布公地跟孩子说："爸爸妈妈看了你的日记，想和你好好聊聊，沟通一下，看看你有什么想跟我们说的？"然后，不管孩子如何回应，都要耐心、仔细地倾听。只要孩子愿意表达，只要家长倾听、理解和共情，事情还会往坏的方面发展吗？

此次心理咨询过后几天，患者妈妈给笔者发了长长的消息自省和觉察自己的自恋、对孩子的伤害，现在可以更倾听和理解孩子一些：

"女儿昨天晚上说，她习惯性地靠近妈妈，又发现妈妈是披着妈妈衣服的坏人，不是她之前的妈妈，她亲妈在她住院的时候已经'死了'。这些话，我以前听了觉得孩子不理解我的所作所为是为了她好，昨天我听完却感觉到了孩子的绝望与无助！"

笔者回应时简单予以妈妈一些肯定和鼓励。

再过 1 周，妈妈反映患者初步决定暂时休学半年，调理身心，并找当地心理咨询师做正式的心理咨询。笔者回应："很好的。她自己的选择，以退为进，不失为一种可取的策略。与其天天不能安心看书学习，纠结痛苦不已，不如退后一步，给自己减减压力，给自己一个踏踏实实调整的空间。其他任何人理解和尊重她的选择即可。"

后续，患者坚持进行心理咨询，休学半年后复学，和父母关系基本融洽，不再出现剧烈冲突，还经常和妈妈促膝长谈。学习状况恢复，成绩理想，并开始注重人际交往，后面的咨询则注重神经症修通和个人成长。

这个案例同样给笔者以警醒，作为医生和心理咨询师，都应时时劝诫和反省自身，谦卑谨慎，不要太注重权威和面子。医者应以患者为中心，正确识别和诊断，恰当处治，专业和人文并重。正确识别和诊断的基础是耐心收集患者方方面面的信息，当面接诊患者和家属，注重对当下真实状态的观察，切忌先入为主或不接待患者仅凭家属提供的信息就匆忙下结论。

笔者最后说明：

对于此案例，笔者心情沉重，反复纠结犹豫是否要发布。一般情况下，笔者不轻易否定其他同行的诊断，何况是以心身医生的身份去否定精神科专家的诊断。

患者首次来诊时，知情意大致正常，思维流畅，表达清晰准确，对答切题自我认识完整，现实感很好。心理咨询师先同患者聊了 15 分钟，又单独接待其父母 8 分钟后，起身出门时，看见女孩正在门诊过道的凳子上看课本复习。再结合患者白天很困，笔者认为她正在服的药基本是不必要的，之前的诊断明显有误，因此笔者果断让她停服所有神经镇静类药物。此举的确承担一定风险，但她随后的反应可以验证笔者当时考虑和处治的正确性。故笔者建议两周后再远程问诊，并打算若 20 天后还无消息便主动联系对方，刚好患者妈妈 18 天后终于主动联系了笔者。

妈妈一直不放心笔者推翻先前精神科医生的双相情感障碍的诊断，理由之一是孩子经常与自己发生冲突。笔者提醒妈妈："为何您女儿与我们交流，与同学和老师交流均正常？"但妈妈还是缺乏自我反省。患者在远程电话咨询中，也多次明确给笔者表达她对妈妈不倾听的愤怒和无奈。笔者严厉告诫妈妈要调整，但成效甚微，心理咨询师似乎也力不从心。直至患者某次与妈妈冲突后猛击自己的头部，妈妈非常心痛，大哭不止，央求女儿不要这么做。妈妈当下突然回想起自己小时候与母亲交流时也是常常痛苦不已，某次也是锤打自己的头部，声嘶力竭冲母亲吼叫，母亲才停止指责和谩骂。

笔者因势利导，既温和又坚定地劝说患者父母，务必按照既定方案规律地进行心理访谈。从此患者父母镇静下来，与心理咨询师敞开心扉地倾诉、觉察、反省、反思，调整和修通就自然而然伴随而来。女儿和爸爸也均能感受到妈妈的转变，一家人的交流慢慢走向顺畅和正向。期间也有明显波动、中断咨询等，在总督导的悉心指导和笔者的全力配合下，妈妈和爸爸的心理咨询才得以继续进行。两人后又带孩子来北京找某知名精神科专家看病，那位专家亲自接待孩子和父母30分钟，认为当初的"双相"或"抑郁"诊断证据明显不足，建议孩子和家长继续做心理咨询或家庭治疗。

妈妈进行心理咨询30次后，与女儿和丈夫的交流明显改善，停止了咨询。孩子复学后，学习和交友大致正常，仅遇考试时有一些焦虑情绪或失眠，有时电话里临时与原咨询师约聊1次就平和一些了。

希望类似被误诊、被强制送医的情况不要再发生。此案例对父母、医生、心理咨询师均有警示和启迪意义。

逃避家庭关系的女孩

患者女，16岁，高中一年级。自述性格外向、爱好跳舞、动手能力强。近半年因阵发性头疼、失眠、心烦、易发怒和情绪消沉、无价值感以及自伤行为逐渐加重而就诊。贝克抑郁量表和焦虑自评量表显示有抑郁和焦虑障碍。

奶奶被诊断为抑郁症，近半年爸爸常常去照顾身体不好的爷爷奶奶，妈妈单独与患者生活。父母经常争吵，相互指责，尤其是关于女儿的学习和病情。爸爸爱唠叨，对女儿行为习惯要求较严格；妈妈陪伴多，狠抓学习成绩。患者平时与爸爸交流少，妈妈也不太主动与爸爸讲她的事情，认为讲了也没有用。爸爸的收入交给妈妈管理，也会采买生活用品，自认为对这个家庭已经非常尽心尽责，委婉指责妈妈对孩子的问题应负主要责任。妈妈有些委屈和无奈，但表示愿意积极配合医生的建议。

既往体健。诊断：焦虑、抑郁状态伴躯体化症状。

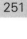

"房树人"分析：

患者画（图 3-109）：整体构图比例很小，房子没门没窗，提示性格偏内向，屋檐很大，象征压力大；树木相对于房屋和人的比例也很小，提示患者的内在能量弱小；人物也简单，也提示了患者内在正向能量偏弱。从相对位置和距离看，也隐约提示一种疏离感。

母亲画（图 3-110）：房子画得方方正正，说明画者做事认真的风格；从相对简单的人物上面可以看到头发的画法，提示画者多思虑的特征；树上的果实说明画者做事很目标化。

父亲画（图 3-111）：整体上笔触相对随意一些，给人感觉缺乏自我能量，或为应付作画；左侧的树有着朝向右侧的树冠、覆盖着房屋，提示在自我成长中与母性成员的关系有待探讨，同时扁平的树冠一般提示压力较大；人没有画，是否代表不太自信，自我功能有待提升？

"男人、女人、物品、动物"自由绘画分析：

患者画出了妈妈和爸爸，对妈妈的头发浓笔重彩地去表达，说明妈妈对她的影响更多一些；狗在此处除了忠诚的意义以外，更是代表了陪伴、温和（图 3-112）。（注：手幅册为物品收纳袋）

患者妈妈画的位于右侧的太阳，提示渴望来自男性的关心、支持、陪伴；下面的小猫，给人一种落寞的感觉，提示画者也渴望被关注和关爱（图 3-113）。

患者爸爸的笔触断续、显得不是很有力量，提示内心能量不足，"房树人"画图里没有人，此处画了人但没有上肢，提示行动力有待提升。沙滩和海鸟，让人想到悠闲和自由，反推测画者是否比较累和力不从心（图 3-114）？

首诊时爸爸缺席，且妈妈以爸爸不管事、与孩子很少交流为理由搪塞笔者下次带爸爸来的要求。爸爸也是孩子最重要的"客体"之一，妈妈对其存在有意无意的"忽视"，但医生和心理咨询师不应该如此。因此笔者坚持爸爸应一起来，以了解爸爸的态度和看法。

第二次就诊时爸爸一同前来，他其实非常愿意配合医生。爸爸爱唠叨，

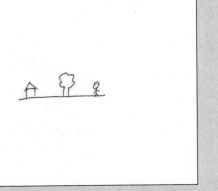

画者能量最弱，父亲具有逃避和依赖的特征，母亲具有控制特征。心理治疗师需核实其家庭关系，治疗思路可以从调整其家庭结构来入手。

图 3-109　患者画

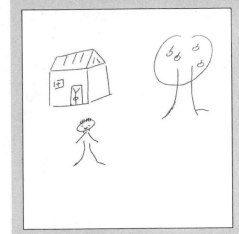

图 3-110　患者母亲画

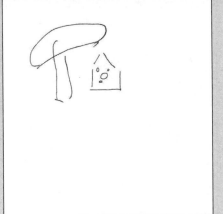

图 3-111　患者父亲画

妈妈管孩子多，孩子对爸妈都不亲近。笔者安排他们进行的站位游戏显示，孩子离妈妈一米远就不愿意靠近；让妈妈站在孩子背后把手放在她肩上，孩子也不愿意配合，并拒绝把头往后仰靠在妈妈怀里。这提示孩子与妈妈缺乏常见于母女之间的亲密感。身体往往比意识更为敏感。

253

　　笔者将一张纸条一分为三，3 张大小略有不同，让孩子在纸条上填写爸爸、妈妈和女儿（图 3-115）。孩子在最大的纸条上填写了妈妈，且放在中心位，这或许说明妈妈在家庭地位中显得比较强势，或在孩子心目中妈妈的影响最大。也提示孩子跟妈妈接触的多一些，离爸爸稍远。

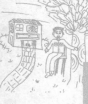

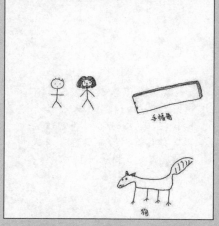

图 3-112　患者"男人、女人、物品、动物"画

命题画常有"房树人""男人、女人、物品、动物""家里客厅""原生家庭成员"等，也可以单画"房子""树""人"。还可以不规定主题，让其自由画图。如何取舍和组合，笔者会根据现场的情况来决定。

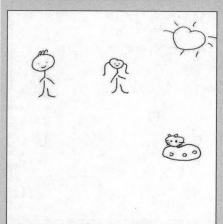

图 3-113　患者母亲"男人、女人、物品、动物"画

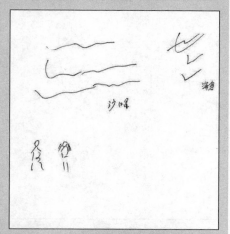

图 3-114　患者父亲"男人、女人、物品、动物"画

爸爸	妈妈	女儿

图 3-115　女儿第一次摆放的位置图

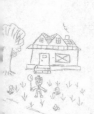

图 3–116 为笔者将爸爸妈妈的位置拉开距离遥远，让患者摆自己的位置。孩子把自己摆在了中间，笔者问："你是否要在爸爸妈妈中间取得平衡？"患者："其实我想离他们远远的。"

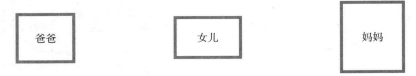

图 3-116　女儿第二次摆放的位置图

笔者再次让孩子摆放位置，如图 3–117 所示，孩子把自己摆到了桌子的角落，离父母均远远的。这显示出孩子跟爸妈的交流很不通畅，虽然妈妈管她的饮食起居较多，但在内心层面她跟妈妈是不亲密的。

笔者小心翼翼的询问女孩："您愿意当着爸爸妈妈的面重新摆放这些纸条吗？或者我可以告诉你的爸爸妈妈刚才你摆纸条的位置信息吗？"她都回答不愿意。

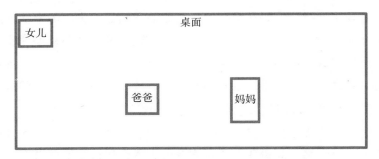

图 3-117　女儿第三次摆放的位置图

笔者让患者暂时离开诊室，让父母进来摆位置图，两人的摆法大同小异。图 3–118 为妈妈摆放，把女儿放在中间；图 3–119 为爸爸摆放的位置图，呈三角，女儿在父母中间靠前。

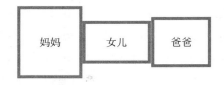

图 3-118　妈妈摆放的位置图

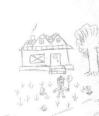

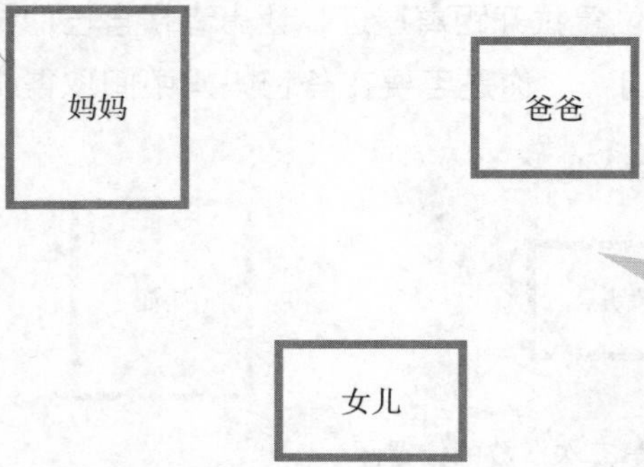

图 3-119　爸爸摆放的位置图

通过对比女儿的摆位图和父母的，说明：A女儿与父母明显疏离。B父母以为很了解女儿的心思，其实与现实情况相差很远呢。

妈妈表示，因为爸爸每天都很忙、在家时间少，所以自己自然管得多一些。然而爸爸表示自己想管孩子但妈妈却不让管、不给他机会管……妈妈还神情黯然地说，女儿其实跟他俩都不交心，感觉都离他俩远远的。这点与女孩前面的信息吻合。笔者问妈妈猜猜女儿如何摆位，妈妈说："跟我们的差不多吧？"

在两次就诊期间，发生了妈妈觉得女儿服用劳拉西泮片两天睡眠良好后擅自停药（这提示妈妈在掌控），导致孩子第三天失眠的事情，而爸爸对此事一无所知。这是非常典型的爸爸没有进入家庭三角模型的案例。因忽视了爸爸在家庭中的关键作用，妈妈独自一人在亲子二元的关系中与孩子费力地互动，缺少自省、智慧和灵活性。孩子内心不认可，妈妈自己也难受，焦躁不已，反过来又对孩子造成负面影响。

患者本人不愿意做心理咨询，在跟心理咨询师义务交流 15 分钟的过程中显出阻抗情绪，父母随即表示愿意先进入夫妻关系治疗咨询，同时女儿继续服用抗抑郁药物。

心理咨询师在夫妻咨询中发现，夫妻双方都对对方有所期待，但互不理解。妈妈因此心情不佳，而爸爸不理解，经常指责妈妈"你为什么这样""你没把孩子带好"。笔者对心理咨询的期待是让他们能够学会倾听和换位思考对方。如果夫妻二人交流通顺了，自然与女儿的交流会更好。

爸爸小时候也在强势、目标化的母亲身边长大，很少获得真正的陪伴、抱持和尊重，所以爸爸长大以后就很唠叨、指责，这是在无形之中认同了自己的母亲，但他内心其实特别渴望陪伴和理解。他坦言，在十多年间妻子做过的一件十分理解他的事情（当时妻子表达了对丈夫的关心）让他内心火热、始终铭记在心。爸爸内心充满正能量，只是能量偏弱小。平时为人还不错，努力打拼、事业有成，也爱家人，但就是爱唠叨，指责妈妈和孩子，在具体沟通的细节上敏锐度不强，不能很好地换位思考，容易在自己的思维频道上自说自话。

妈妈在心理咨询中对爸爸的抱怨较多，认为爸爸不顾家，实际上爸爸在家里没什么发言权，如果不主动询问妈妈，都不知道她们母女的日常安排和计划；另一方面妈妈认为孩子都是自己一个人的事情，没必要跟爸爸说。因此爸爸感觉没有被妈妈尊重，很生气，会跟妈妈吵架，但又觉得这样的气氛不利于孩子的成长，于是更加专心投入到自己的工作和努力赚钱的方面去，物质方面尽量满足母女俩。妈妈则表示是吵架很多，总是吵不过爸爸，慢慢地就变得心灰意冷，所以现在很少说话。

妈妈的母亲（即患者的祖母）是被抱养的，妈妈小时候受过不少心理创伤，母爱不足并且有明显瑕疵。自己成家后，对孩子的爸爸也常常冷暴力。爸爸表达很多次想跟妈妈沟通，总是有"热脸贴冷屁股"的感觉，自己讲什么都得不到回应，妈妈总是在讲她自己的。这种感觉跟笔者在接待妈妈的过程中感受一致。

笔者亲自主持了两次夫妻咨询（每次 50 分钟），女儿都陪同过来，第二次女儿还坚持要留在心理咨询室里旁观，只是当笔者询问其有任何感想或问题时，她始终不回答。笔者知道她其实是非常在意其父母能否真正改变的。两次之后，妈妈联系笔者说因爸爸工作忙，不再继续咨询。笔者顺势建议，妈妈也不妨单独过来做心理咨询，但妈妈的意愿很弱，没有再继续咨询。虽然起初二人都表达尽力配合的意愿，但真要去坦诚内心和调整，又都选择了逃避。

在这两次心理咨询中，夫妻二人的交流模式昭然若揭，都是各说各的，缺乏相互倾听和理解。且两人各自都把问题归因于对方，都期待对方调整和改变，自我反省意识偏弱。在笔者理解二人的不易时（"妈妈在尽力陪伴孩子，爸爸在努力工作，都是为了这个家庭……"），他们都很受用；笔者适当面质和解释时，他们似乎也能大致理解。但笔者与总督导讨论时认为，患者父母的心理咨询动力总体不强，随时可能终止；而女儿看似不愿进入心理咨询，却对他俩进入咨询充满好奇和期待，也说不定某天突然提出愿意进入正式心理咨询。可惜这个进程戛然而止了。

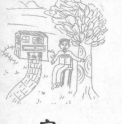

第 10 节　团体施测案例

　　团体心理咨询是在团体的氛围下，通过成员之间的人际交互，促进个体对自我的认识、理解和接纳，调整人际关系，学习更好的行为模式，提升适应能力的过程[45]。在团体治疗中，绘画技术的使用较为常见，能够以寓教于乐的方式，调动氛围、激发成员的积极性，且在精神心理患者及健康人群中均具有良好的效用[46]。一些来访者照常规的方法需要很长的时间才能表达自我，而绘画可以帮助他们更快、更轻松地表达，从而促进自我觉察和人际互动。房树人绘画投射测验主要用于语言表达困难或阻抗较大的个案，以及在一些需要快速表达内心、建立关系的场景中[6]。与传统心理测验相比，它简单便捷，能在短时间内获得较为丰富的信息，能有效激发自我探索的力量，也很适用于团体治疗。

　　通常，封闭式、治疗性的同质团体（团体成员本身的条件或问题具有相似性，如成长小组、女性小组、亲子关系小组、同性恋小组、抑郁小组等）使用严谨全面的晤谈方法来作为团体心理测验。即入组前，组长、副组长对每个成员进行晤谈，评估他们是否适合进入团体。或者，在入组之后，进行团体量表施测、团体自我介绍及在团体中进行晤谈。在很多团体治疗（尤其绘画团体治疗）中，前期建立团体时也常使用房树人绘画投射测验对组员进行心理测评，它能够快速让每名组员表达自己、呈现内心，促进建立团体的凝聚力和信任，形成良好的氛围。

　　在团体中使用 HTP 前，团体带领者（组长）通常会先让每名组员进行自我介绍，然后介绍团体的设置。在创造一种安全的氛围后，组长再开始介绍房树人绘画投射测验的原理及目的，以及需要注意的细节，如每个成员如何具体分享和表达自己所画的内容；对其他组员的图画进行反馈时要注意不指责、不建议、不评判。需要注意的是，房树人绘画投射测验在个体心理治疗中更重视心理咨询师的专业引导，解读来访者画作的意象或画法呈现的心理意义；而在团体治疗中，则更重视组员间现场的相互分享交流、理解彼此的作品。由于时间限制，有时在团体治疗中无法将每个人的图都拿出来当众仔细解读，则可以重点解读具有代表性的图画，也可以再分为 3 ~ 5 人小组，小组内分享画作。

下面以一个笔者带领的治疗性成长小组的片段为例，介绍如何在团体中运用房树人绘画投射测验。

该小组为封闭式，小组成员自愿付费、主动报名参加。入组要求为：18 ~ 50 岁之间，社会功能健全，无明显的心理及生理上的疾病，有语言交流、自我探索的意愿。

在首次小组建设中，笔者先引导每名组员进行简单的自我介绍后，开始介绍房树人绘画投射测验的设置，说明了指导语。小组成员使用单色笔进行绘画，花费约 15 分钟时间全部完成了画图。

接下来，笔者鼓励大家自由发言："每个人讲讲自己画了什么？发言的人可以自由地表达。可以给自己的画取名字，或直接对画进行一定的介绍，可以自由地联想。"

 第一位成员发言

第一位发言的是一名大学三年级的化工专业男生。他觉得自己不善言辞，与人交流不完全流畅，偶尔会有一些害羞和卡顿。但他很积极主动地表达自己想要在人际关系中成长的愿望，他说他感觉生活中周围的人都不太会讲真心话，都是礼貌、客气的回应，不会直接指出他的问题。同时他表示很信任这个团体，期待大家能够直接反馈他存在的问题，也希望能获得心理咨询师的指导，提升在社交方面的能力。针对这点，笔者给予了一定的支持和认可。

画者分享：

男生向大家展示了他的画（图 3-120）："我不太会描述。我觉得我画得挺潦草的，其实我只是想画得潇洒一点。但因为我不擅长绘画，所以显得很凌乱，其实我本意不是这样的。我看我

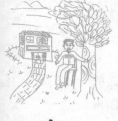

两边的同学都画得很笔直、漂亮，而我的房子画得不正规，树也画歪了，我想会不会我有一些自己不知道的心理问题。我画的两个人是我和我未来的女朋友，我刚刚接触了一个女生，还没确定关系，但感觉性格比较合得来，我不太善言辞，但是在她面前我是比较放松的，她也有主动来接近我的意愿，所以我是想跟她继续发展的。这幅画的意境表达的是，我看外面风挺大的，我们决定就先不出门了。人画得很小，我想我是不是也有比较自卑一面。希望大家来指导。"

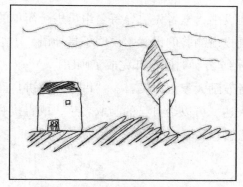

图 3-120　化工专业男生所画

"房树人"解析：

此时团体刚建立，因此笔者主动多解释了一些："我听到你在刚才的表达里有很多的自我否定：我不够好，我自卑，我画得很乱、潦草，我美术不好。所以建议你可以去觉察一下自我指责和自信这部分。其实你讲得很好，你想画得很潇洒，只是因为没有学过画画所以不知道怎么能够表现出来，所以你会觉得自己画得挺凌乱的，似乎总是有一个否定的声音在那里。其实你完全可以很大胆地讲：我就是想画得很潇洒，因为我没有学过，所以我画不出来这种效果，但是我能够说得出来这种效果。一个男生是很潇洒的，像大侠一样，秋风瑟瑟，很酷，有一种武侠的意境。"

笔者："在我们的小组互动里有一个很重要的方法，就是运用团体的力量，让大家来帮助你解图。现在每名组员可以对这张画说一说自己在这张图上面看到了什么，有什么想法。"

组员互动：

有组员说："我看到他画了一栋房子，屋顶是涂黑的，窗户很小，门还比较大。"还有人补充："这个房子应该是个二层楼或者三层楼，屋顶是个阁楼，应该是一个蛮坚固的房子。"有人说他画了草地，有人说他画了云，还有人说那不是云是风。有人观察到那两个人很小，躲在房子里面。有人说这棵树要倒，另一个人说我觉得它不是要倒，是像火苗一样。还有人说："我观察到这张图的笔触，在需要这种萧瑟、曲线的时候，它有很多曲线；同时在画树、人还有房子结构的时候，线非常笔直。"

笔者启发大家："对每一张图，我们都可以在元素中找到一些积极的部分和消极的部分。大家觉得这张图里消极的部分有哪些？积极的部分有哪些？"

组员们提到消极的部分：窗户比较小，人比较小，人缩在屋子里面，房顶是涂黑的，树冠有一些歪……有人说树冠里面的叉叉感觉不是很舒服，有人提到上方的云或者风，还有人提到草可能像杂草一样生长杂乱。

大家接着讲积极的部分：有人说画上的两个人很和谐，手牵着手，心里有彼此。有人提到虽然外面有风，不过这个房子很大很稳固，房子、人还有树干的笔触非常坚韧有力。有人提到了树冠像火苗一样，它并没有那么的无力，看起来特别好。还有人提到了生机勃勃的草，觉得这种圈圈的笔触很潇洒、果断、果敢。

组员发言完毕，笔者问画者："听完大家的这些观察，你有什么感受？"画者说："我感觉到我总是担心被批评，可能和父母经常批评我、不是很理解我有关系。其实我做事情还是特别稳妥的，就像这张图上面表现出来的，我有很随性、很血性、果断一面，我也有很认同权威、很守规矩的一面。我觉得我现在显得不是很自信，但其实我心里面是有力量的，在画上也有体现。"

这时，团体里有成员说："我们希望以后听到你更多的表达。其实你刚刚讲你想画出那种很潇洒的意境的时候，我们听着觉得特别好，不用拘泥于自己的画功怎么样。"

261

笔者总结：

总体而言，团体的气氛鼓励大家对作品进行发言。这是一种镜映，是促进互动表达的一种方法。在团体刚刚组建的前期，成员还不太清楚应该用什么样的方法来表达，组长就会做一定的主持、引导。当未来团体更具有凝聚力、组员的关系更加融洽，也知道用怎样的表达方式更好后，组长的解释、主持就不用太多了。

在该案例中可以看到，这名大学生很勇敢，他在自己的图中表达了丰富的信息。通过大家的反馈，他也能更多地了解自己。

第二位成员发言

第二位分享自己图画（如图 3-121）的是一名 27 岁的女程序员。她刚结婚，老公是她的大学同学，家庭关系正在磨合中。

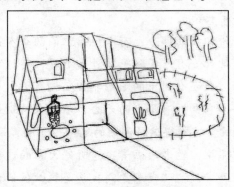

图 3-121　女程序员所画

画者分享：

画者："我画的是我理想中的一个大房子。这是透视的，从前面一进大门，左边、右边各是一个客厅。我也没想到画出来有这种感觉，好像左边和右边是两家人一样。左边是我坐在客厅玩手机，楼上是卧室。右边客厅里这个是花，我公公婆婆特别喜欢养花，所以我就画了植物。右边楼上有两个房间，我也没想好就

262

直接画了，可能是公公婆婆住，也有可能是客房。我想房子有一个围栏，有后院，因为竖着画没地方了，就画在右上角。门前有一条路可以直接通到交通便利的地方，方便上下班。"

组员互动：

她介绍完后，笔者引导组员："对于这幅画，大家可以向这个画者自由提问。"

有人问："你正在屋子里玩手机，这是白天还是晚上？"画者："这是晚上。"

有人问："你和谁住在家里面？"画者："现在是我和我老公、婆婆住在家里。"

有人问："你喜欢这个家吗？"画者沉默片刻，说："不太喜欢。"问："为什么？"画者："可能是三人相处要磨合吧。"问："是和婆婆有关吗？"画者："嗯，是的，有点关系。"问："那么你们婆媳关系不太好？"画者："嗯，还可以。"

有人问："这栋房子是谁设计的？"画者："我设计的。"问："那如果是老公设计的，他会把房子设计成什么样？"画者："他喜欢四合院。可是我不喜欢，跟农村似的。"

接下来场面上就沉默了。笔者再次引导了一遍："大家还有什么问题？"组员们没有人再发言。

"房树人"解析：

笔者问画者："对于大家问的这些问题，你怎么想？"

画者："我知道大家想问我是不是跟婆婆关系不好，跟老公关系不好？其实我画完我就意识到了，好像左边是我跟我老公的家，右边是婆婆的家。"笔者："那可以稍微分享一下你跟老公和婆婆的故事吗？"画者："我觉得我们关系还行，还挺好的。因为我对我婆婆很好，我把她当我的亲妈。但我觉得她对我并没有像对亲女儿一样热情，我们也没有矛盾，我只是觉得很伤心。然后我觉得虽然这个房子很豪华，不过它太大了。"

笔者就其中一些点给予了总结和回应："刚刚你说你老公会

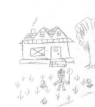

想把这个家设计成四合院，可是你不喜欢。你们的感情很好、很深，在一起这么多年，但结婚以后还是有很多需要磨合的地方，你们会有很多不一样的想法，这是你们两个人共同要面对的挑战。"画者点点头。笔者继续说："那么跟婆婆的关系，你也能够觉察得到，你对她很好，希望她也这样对你，说明你们的本质是没有矛盾的。你们的矛盾是一种对于情感的需要，是一种期待。能够对婆婆这么好、把婆婆当成亲妈，说明你是很好的媳妇。那么我们从"房树人"这个角度看，房子透视的图通常代表人际边界。在国外，如果一个人画了透视的房子，我们一般会说他可能出现人际关系边界不清的问题。在中国，因为家庭的凝聚性更高，更多的人这么画表现的是很希望家庭紧密，或者说现实中就很紧密。所以，你可能也存在一定的边界的问题。"画者再次点点头。

组员互动：

笔者让组员发表意见："对于她的这个故事和这张画，大家还有什么想说的？"

有人说："我觉得婆婆不可能像对亲女儿一样对媳妇好。所以你是不是小时候缺爱，想在婆婆这里弥补？"然后另一个人发言："我们其实早就想说了。刚才第一轮让大家问问题的时候，我怕野蛮分析有反面效果，就不太敢说。心理咨询师后来引导说谈谈你跟婆婆和老公的这种关系，现在我才敢去说一点，当然说得也不一定对。我觉得可能在你的夫妻关系中，你会比较强势，可能不够妥协，是这样吗？"

画者："关于我希望婆婆像亲妈一样对我，这是一种母爱缺失的表现，我是同意的。我小时候是留守儿童，我婆婆人挺好的，我希望她把我当亲女儿，这个没错。关于在我跟老公的关系中我会比较强势，不是这样的。在生活中更多的是，我会委屈自己听他的，然后可能积累了很久，我就会爆发一次。爆发后我还是会继续听他的。所以我这张画其实也表达了，我内心本质上是很希望让他顺着我的，我更想要的是这样一种有点暴发户感觉的房子。"

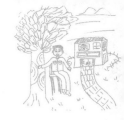

第三位成员发言

第三位分享图画（图3-122）是一名22岁研究生二年级的男生。

画者分享：

他在讲述自己的画时说："我觉得树要规规矩矩的，经过修剪，很精致、很漂亮。房子不一定要多么的好看，但要经久耐用。人我也没有想那么多，可能画的就是我吧。我觉得他要行得端坐得正，他面带微笑，给人很好的感觉。其他的我也没有想那么多。"

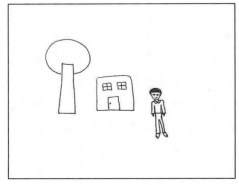

图3-122　研究生二年级男生所画

"房树人"解析：

笔者问大家："看了这张图，有什么感受？"

刚开始，组员们会对这张图有很多的评判和分析。比如：他的树中规中矩，说明他很理性；他的窗户上面有栅栏，可能说明他有防御心；人物在右侧比较大，可能说明他比较自我。

对于这些发言，带领者要及时地制止。在团体中一定要注意，心理咨询师要促使大家去发表感受，而非评判和分析。如果去分析，必须得建立在心理抱持的环境、促进画者的探索和促进对画者共情的基础之上。因此，现在这个环节里对这张图进行分析是很不恰当的，组长要去引领、帮助组员学会更好地用谈感受的方

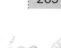

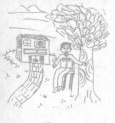

式进行对话，以促进这个团体发挥更大的作用。

所以，笔者在这里进行了一定的讲解："在上一幅图中，大家对于隐私的注意和提问非常好，比如：房子是谁住？你喜欢吗？老公喜欢什么样的房子？面对上一位画者谈自己家里的私事时，大家觉得我们不好去过多询问、去挖，这点其实是做得很不错的。那我们怎么样去表达会更好？如果我们想去问她的婆媳关系，一定不是直接问她：'说说你的婆媳关系？你婆婆是强势吗？你们关系不好吗？'而是这样：'我听你多次提到婆婆，你说你现在跟她生活在一起，所以我对这块有些好奇，希望听你多说一点。'我们可以通过这样的方式表达自己的感受、疑问、好奇。我看到这张图想到什么，我刚才听你说想到了什么。这是在团体中非常好的一个沟通方式。"

随后，大家对该画者的图谈了一些感受。有人觉得这张图看着很严谨，像插图；有人感觉很闷；有人觉得这张图没有感情，没有什么情绪；有人说我对这几个画者不太了解，但感觉这张图有距离感；有人说我觉得很现实、安稳，这样的树和房子我也很喜欢；有人说我不太喜欢这个人，好像皮笑肉不笑；还有人说我觉得这个男孩子他很有礼貌、友善。大家对这张图的感受都不太一样。

笔者问画者："关于大家谈的感受，你怎么想，你有什么感受？"

画者："我的这张图其实几笔就画完了，画得很简单，没画太多。我是觉得我做事情确实要严谨，不能太自我。"笔者："来画图，不就是表达自己的内心，就是一件很自我的事情。"画者："我不随意表达自己，我觉得要严谨才可以。如果现实中遇到一些事情我想不明白，我就会不断地思考。我觉得一个巴掌拍不响，如果太自我，那就是没有考虑到别人。关于大家说我没有感情、皮笑肉不笑，我想我没太多表达过自己。我也不想给大家这样的印象，觉得我是一个表里不一的人。"

266

组员互动：

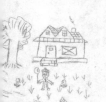

笔者问其他组员是否想要发言。有人问："你提到了'一个巴掌拍不响''表达自我不太好'。我想会不会你小时候不管碰

到什么事情，爸妈都说是你的错？"画者："对，而且我的家庭教育方式是男生要绅士、谦逊礼让，若太自我就是自私。所以我觉得画画也是，要严谨，要画出来比较完美的树和房子，人也要写实，这样的话不会被批评，或者说不会显得自己很张扬。"

笔者此时肯定道："刚才这位组员的分享就特别好，就是这样的态度：我来表达我的一个猜测、一个好奇。我们可能猜得对，可能猜得不对，那么我们可以问：是这样的吗？是那样的吗？这是基于我认真听了他刚才的话之后的分析。比如，听到他说了一个巴掌拍不响，所以我猜测是不是他小时候有这种经历。重要的是，在沟通中，如果你猜对了，对方会给你回应：嗯，你猜的是对的；如果对方否定了，说你猜得不对，这时候提出假设的组员就不要坚持说自己猜的就是对的，而可以说，噢，那我猜错了，没关系，那是有其他的原因吗？这就是一种很好的小组氛围。"

笔者示意大家继续发言。刚才说画者"皮笑肉不笑"的组员此时出来解释："我是不了解你的内心，所以觉得你刚才是皮笑肉不笑。并不是在否定你，因为你没有更多的表达自己，我们就会瞎猜、往坏处想。所以你可以再自我一点，这没问题的。"也有其他组员说："你可以再多说一些。看你为人是很规矩的，但人的内心总有压抑、不规矩的地方，对吧？你可以讲一讲。"

画者："其实要这样说的话，我觉得我画得没什么问题。这个人挺像我的，一板一眼的。房子和树也是这样子，树很精致，房子很结实耐用，不华丽，很朴实，而且也是挺值钱的。我想在这张画上画一个牌子，写着这个房子和树归我所有，别人不能动。别人要动也可以，但是得征得我同意，我可以租给他，我还可以收钱。"大家都笑了。可以看到，这是一个非常理性、务实的人。

第四位成员发言

第四位分享图画的是一位外形很精致、很帅的肌肉男。他25岁，大专毕业后和朋友开始一起创业，做时尚类自媒体。在团体最初建立的第一轮自我介绍中，该男士极其简单地说："我叫×××，男，25岁，大家好。"当被问到一些个人信息细节时，他都含糊其辞。

在前三位组员讲图及讨论时，他始终沉默不语。轮到他讲自己的图时，他甚至都没有拿起图，而是开口道："我是做自媒体的。我睡眠不好，日夜颠倒，可能做平台的都是这样。我没有什么问题，不像他们可能是有心理问题来的。"他说完这句话，有组员很生气地想开口打断他，笔者制止了，让他继续说下去。画者："我们日夜颠倒，第二天早上就得发布作品，方便大家早起刷新闻都会看得到，还得保证质量，特别辛苦。我没有办法对自己降低要求，我们一篇文章访问量几十万才是及格，因此很多时候我感觉生活没有自由空间。我觉得没有人能够理解我，因为他们都做不到我这个水平。不过肯定也有比我更强的，如果你们事业能够超过我的话，我还是愿闻其详的。我觉得我不知道来这个团体能不能解决我的睡眠问题，我也不清楚画画有什么意义。"说到这里，他突然开始道歉，"对不起，这个环节是说画是吧？那对不起老师，我跑题了。"然后他站起来，给笔者做了一个很夸张的敬礼的动作，接着才开始展示自己的画（图3-123）。

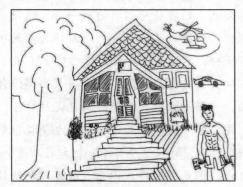

图3-123　肌肉男所画

画者分享：

画者："我也没像他们似的有那么多想法，那么多问题。这人就是我，喜爱健身嘛，能够举起20公斤的两个哑铃。我非常喜欢锻炼的，不确定锻炼能不能对睡眠有好处？我需要解决我失眠的问题，因为它太耽误我的事业了。房子，我也没有太高的要求，一栋别墅够一家人居住就可以了，然后树在院子里面。后面是我的跑车和直升机。你们别觉得我太夸张，我认为我是能够买的起这栋别墅的，过几年我也会有直升机。我觉得像前面有人说的社交恐惧那些问题，就是因为工作不够忙，太闲导致的。所以你们要想解决问题可以来找我，我不知道你们从事什么，需要的话，以后我可以给你们牵线搭桥，帮助你们提高经济条件。我说完了，谢谢老师。"从描述开始，画者始终在这样一种表达的状态。他说完之后又站起来，很夸张地再次朝笔者鞠了一个躬。

组员互动：

笔者："大家有什么想说的？"

一个组员说："前面别人讲图时你都没有发言，说明你目中无人，一发言就表现得这么张狂，还说'不像他们一样有心理问题'，你什么意思呀？你觉得你很了不起，我们都是病人吗？"另一位组员的攻击接踵而至："你是个自恋狂，一直在吹牛。说明有多自恋就有多自卑，你是在用物质填补自己空虚的内心吗？"有人说："我觉得你这样确实让大家挺不舒服的。"还有未轮到分享自己图的组员说："如果有这样的人在集体里，我不太想分享我的事情。"大家基本上都在攻击，而画者的态度一直是很轻蔑地笑，不以为然。

笔者问画者："大家在说这些时，你有什么感受？"画者又站起来，说："我的确说他们有心理问题了，确实有些不尊重他们，给大家道歉了。"然后给大家鞠了一个大躬。他接着说："我吹牛？我没有。我就是不理解，人不可以有追求吗？我们是不一样的人，你们可以为那点事情'叽叽喳喳'，但我根本没有功夫多想。我就想赶紧把病治好了，好去赚钱。"

笔者："那说说你身边的人，说说你的生活。"画者："我身边的人就是这样，豪车、美女，我认识有××架直升机的人，我认识操盘××亿元的人，我在他们中只是一个小角色。老师，其实我觉得你们可以从事高端心理顾问，他们那些人有很多心理问题，也不差钱。看你们这个团体，就觉得老师你赚点钱还这么辛苦。"

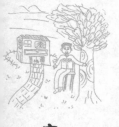

此话一出，大家再次纷纷发言表示不满。画者回应："我再强调一下，我所画的生活是我理想中的，是我再过几年一定能够达到。我没有在吹牛，你们说我狂也好，说我目中无人也好，我眼中要是有别人、太在乎别人的想法，我能有今天成绩吗？我是一个大专生，我家里是做生意的，但我创业并没有用家里的钱。所以那我不狂，我能征服世界吗？真正改变世界的是什么？是计算机，是技术。我们这些做自媒体的也就是搭个顺风车，比我厉害的人还多的是。有钱人的钱你们是赚不来的，因为你们不懂，你们不懂那些有钱人过的生活是什么样的。"

他说完这段话后，下一个案例的组员（31岁，创业女性）说："其实我挺羡慕他这种状态。我马上要辞职创业，感觉创业和在企业里很不一样，在企业里你要规规矩矩做事，而创业的话需要一些反常规"手段"，需要一些魄力。所以我还挺羡慕他的，说他张狂，可是他能够在不靠父母的情况下打拼出来。他可能是那种太追求金钱的人，不过正因为这个，他也能够勇于去追求并得到这些东西。我觉得我就缺他这种激情。"

另一个人说："我觉得也是。刚开始他攻击我们说我们有问题的时候，我很不舒服。但他后来分享他自己的故事，跟家人的不良关系，自己出来打拼，干到现在他在他的圈子里面还只是一般。他分享这些的时候，我感觉他还是挺真实的。"也有人说："我觉得他的这种张狂是内心缺失的一个表现，我也想去倾听他柔弱的这一面。"之前画者说其他组员有病时，大家很生气，但当他分享自己的故事以后，大家就不再那么的愤怒，有几个人表示理解他。

刚才发言的创业女性说："我看过一个视频，是马云拿着大棒子每天在办公室里的各个部门巡逻。他喜欢金庸武侠，就要每个人都取一个花名，办公室里都是互相叫花名。我想，他要是没成功，大家绝对觉得认为这是个神经病。"画者："对，他没做出成绩之前，的确很多人说他是神经病。我现在是没成功，我要是成为传媒界的专家，你们就该拿着今天和我聊天的这些故事去亲戚朋友那吹牛去了。要是我的病能治好，我肯定能成功。"

画者的这番话又引来一波攻击。有人说："你看你又觉得自己很了不起？”

笔者问画者：“你发现了吗，当你讲自己的故事时，大家更加理解你了，对你表示了关心。但当你说到自己很厉害、别人不好的时候，大家又会有很多的攻击。你怎么看这个现象呢？”画者：“我的话太中听了呗”。他再一次站起来，鞠躬：“对不起了大家，我改还不行吗？”然后他很做作地抽了一下自己的嘴巴。

创业女性组员说：“我觉得我们要给他一个机会，这就是鲶鱼效应。在这个团体里，我听前三位组员分享的时候感觉到气氛有点沉闷，但他出来的时候我觉得促进了团队的交流。包括我接下来要分享自己的图画，我也想听听他的想法，而且在他表现的那种‘嬉笑怒骂’的背后，我觉得是不是他内心缺乏安全感。”

有组员说：“如果他一直是这种态度，我后面都不想参加了。”另一位组员说：“那你可能需要去体会一下，你现实中跟这种人相处，跟权威或自恋的人相处，你很不舒服，这意味着什么？”然后其他组员就陷入了一种互相分析的状态。有人讲，自己与这类人群相处很不舒服，每个人都有在良好的团体氛围中成长的权利。有人说，碰到这样的人，正好让我们去探索自己跟权威的关系。有人则出来替这个很张扬的画者说话，还有人去劝别人不要太计较，这个团体还要继续维护下去，他也是奔着解决失眠这个问题而来。

等大家发言完，笔者最后总结道：“刚才有人说鲶鱼效应。对，团体就是这样，就相当于在社会中我们什么样的人都能碰到。在我们现在这个团体里，有在乎他人看法的人，有恐惧不敢表达自己、然后慢慢能够多讲一些信息的人，也有很有力量、有侵略性、让别人感觉不舒服的人。可能在这个充满多样性的团体互动之中，我们能够更有收获。”

第五位成员发言

第五位分享图画的是在上一个案例中发言比较多的女生，31岁，打算辞职创业，男朋友也很支持。因为她不太能忍受原公司里的压抑氛围，而且觉得以自己的能力和资源，公司存活下来没什么问题，但要想寻求更大的发展，还需要脚踏实地的继续往前走。她有三个合伙人，她主要负责技术，营销、市场则由其他更专业的人去做，她认为这样对她来说更加自由，也没有什么风险。

画者分享：

　　画者看着自己的画（图 3-124）讲到："我喜欢那种类似梵高画风的像这样黄金麦浪式的风格，所以我画了细长的树。画完树之后画的人，这是我和男朋友，我们感情很好，就是在路上走。人很小很写实，并不是显示自卑，我根据人和树的比例，想去衬托树很高，因为现实中的比例就是这样的，而且人在路中间不可能比路还要宽，所以画得小。画完路以后，我发现房子不够地方画了，就贴边了。我觉得那边应该是城市吧，而且现实中树林和房子之间也会有比较远的距离，不可能房子门口就是树。但我画完觉得这个画并没有像我想象的给人感觉那么舒服。对于这张图怎么解析，也想听听大家的看法。"

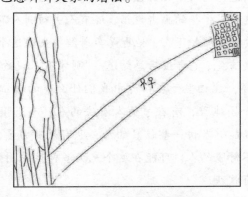

图 3-124　创业女性所画

组员互动：

　　笔者让组员们发言："看到这张画，有什么感受？"大家都发表了自己的看法：单薄、恐惧、神秘、荒凉、迷茫、朴实……有人说像一个连续剧，还有人说像一幅摄影的作品。

大家分享完后，笔者问画者的感受。画者："我觉得我没有想表达荒凉的意思，相比起大树，房子和人，人和路的比例它是非常写实的，因为我是一个很务实的人。我强调了我的工作是没有什么风险的，公司以我们现在的客户完全可以运转，而且我还更轻松。"

有位组员问："刚才在上一个人发言的时候，你不是说你缺乏他那种闯劲吗？"画者解释："我只是觉得我不是那种敢打敢拼的性格，不过我现在有合伙人，我主要做技术，做好我的事就可以了，所以这方面我也不是特别焦虑。如果以后公司规模扩大，可能需要更多的闯劲，不过我现在更能理解创业者的心态了，做事还是要更加果敢一些。"

大家继续发言。有人说，画者是一个浪漫主义的人，她喜欢麦浪的感觉，树也的确是梵高麦浪的笔触。有人观察到画的左边跟右边完全不一样，左边是很原始，很有艺术感，右边则是高楼大厦，好像是两种不同的生活。有人觉得荒芜，因为这两个人在路上走，旁边连个休息的地方也没有。还有人说，这个高楼是被切断的，所以画者可能对于未来比较迷茫。

画者："其实我也可以再加一点东西，只是老师说画房树人，我觉得我已经多画了条马路了。"

"房树人"解析：

笔者针对以上互动做了一些讲解："'房树人'图的上下左右均有其意义，这张图显然是从左下到右上的构图，左下代表开始，右上代表结束。所以它是一个寻求改变、创新、不破不立、开启新征程的构图，因此单从构图上，符合她现在创业的状态。"画者表示认可。笔者："左边是森林，给人的感觉是朴实，树很团结地在一起，象征很真诚，很有养分。如果这是一个树木茂密的森林，人显然已经从这里离开了。是这样吗？"画者："对，我觉得这个森林就是有村里的感觉，大家都是村民，非常和谐。"

在画者确认后，笔者继续解析："那么高楼大厦看起来就是未来要去奋斗的地方了。刚才画者提到了村民，朴实而和谐；那

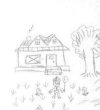

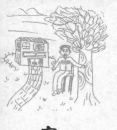

么可能大厦里面存在尔虞我诈。"此时画者连连点头。笔者："所以虽然画者是专业做技术的，但现在要面临市场上一些尔虞我诈的事情。"画者："对，我觉得我不是压力大、不会跟人交流，而是感觉商场如战场的一些猫腻和手段，让我有烦躁和恐惧。前面有人说我创业有压力是不是能力不足，其实我在职场中也锻炼多年了，能力也算可以的。所以问题更多地出现在无法面对尔虞我诈或互相坑害的环境。"

对于画中的两个人和道路，笔者分析："这条道路宽而清晰，没有路障。所以看起来这条路确实没什么风险，她的公司肯定能够正常运转，至于发展得好和不好，就像那个被画面切出去的第二栋楼一样，是个未知数。所以第一栋楼是个小目标，后面的楼或者以后更多的楼都是未来的事情，也正如画者所说，她当下的路确实是明晰的。对这张图的解释更重要的是我们要看到画者的现实状态，她自己怎么去解读这幅画。就像上一张图的男士说，他有能力未来可以挣到跑车和直升机，那我作为心理咨询师我可能挣不来，所以他的画就不是一个空想、妄想，而是符合事实的。"

大家继续发言。有组员说："这么说的话，我觉得我之前在看图的时候，总想要找到一张图的缺点、负面。听她这么讲之后，我觉得左边的树是曲线的，具有艺术感，右面的钢筋水泥代表理性的。所以我挺羡慕她，她在理性和感性这方面拿捏得很好，既感性柔软，同时又坚毅果敢，敢于去创业。"还有人说："我觉得中间的这条路是可以让人很自由地驰骋，并不一定那么孤单。"此时画者说："我感觉到被支持了、被读懂了。我之所以要解释，就是怕你们误会我、不理解我。我现在这个阶段需要的是大家比较积极的反馈，希望大家能够给我一些力量，不要老分析我的问题。所以刚才这位组员说我这条路是自由的、可以驰骋的时候，我觉得没错，我感觉被鼓励了。因为很多创业者都很艰难，而我现在刚出来就已经有了这么好的一个资源，就期待未来如何发挥的更好了。非常感谢大家。"

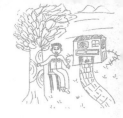

第六位成员发言

第六位讲解的画者是一位38岁的人力资源女主管。她的老公是公务员，一家三口很和谐。她谈到，最近因为孩子户口不在北京只能从高二起回老家上学，独自住校，每月只有放两天假时能从老师那边拿回手机跟父母联系。自己平时工作比较忙，也很想念孩子，所以特别焦虑。但一跟老公讲，老公很不耐烦，认为她成天抱怨，操心太多。然后她就会哭，非常难过。她来到这个团体就是因为近期情绪非常不好。

画者分享：

画者给大家展示自己绘画的"房树人"图（图3-125），自己看着就笑了："诶，我是不是缺乏安全感呢？我就想着有一个小家，三个人在一起就挺幸福。我家住的是一个小复式，二楼有两个卧室，一楼是客厅。客厅隔出来一间给孩子学习用，我跟他爸都不看电视。房子外是一棵大树和一个小树苗，还有一个院子和一只我们家的猫，看起来挺温馨的。"

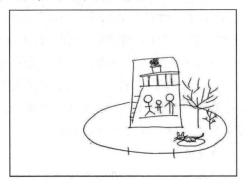

图3-125 人力资源主管女性所画

组员互动：

笔者问大家："看到这张画，听了她的故事，想说些什么？"

有人说："你应该有点爱好，你太依赖孩子了，这样容易陷

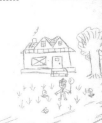

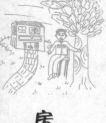

入孤单、乱想、缺乏自我的循环中。"另一位人说："看你老公对你不耐烦，是不是孩子不在家以后，你跟老公感情不好，或者以前就不好？这个我挺好奇的。"还有人说："我觉得孩子离开你能增加他锻炼的机会，估计你会比较强势，你要是一门心思扑在孩子身上的话，把他给惯坏了怎么办？"听到这些，画者表情非常不高兴，皱着眉头。

笔者打断了组员发言："在团体和人际交往中，我们都想更深入地建立彼此的连接，那么去倾听、懂得并理解是第一步。如果没有建立在理解的基础之上，这将是一种野蛮的分析和评判。所以刚才大家这样讲的时候，我看到画者眉头紧锁、情绪不佳，请画者来说一说感受？"画者："面对大家的分析我也没有不开心，我觉得他们也说得对。"笔者："那大家这么说，你的感受怎么样？"画者："我感觉就是没被理解。"

笔者："我们可以试图去理解一下，画者的确很担心、很想念她的孩子，我猜她跟孩子是一直生活在一起。她讲了她的家庭，画了她的房子，一棵大树和小树苗，就像妈妈和孩子。为了孩子学习，夫妻俩都不看电视，是很注意家庭学习氛围用心地培养孩子。我们要先去理解，可能我们不担心自己已经长大的孩子，不过她是担心的，她很想念孩子。所以我们先听一听她跟孩子的感情。"

画者："我孩子有1型糖尿病，从小就内向，从来没离开过我。但是我有刻意培养他独立自主的能力，不然我怎么能放心让他自己回去上学呢？他每天都得打针。而且我也不是没有爱好，我工作很忙，我要是真的特别依赖他、觉得他能力不行，那我就辞职陪读去了。所以我是觉得，我就是会担心孩子，很正常，毕竟他从来没离开过我的身边。"

有组员道："我觉得她突然间离开孩子，见不到面，一个月才能打一次电话，孩子又患有疾病，如果是我的话，我都不放心让孩子独自回去，我肯定辞职了。所以我觉得她担心也是正常的，可以理解。"有人说："父母之爱子则为之计深远，你还是要多开导一些。"有人问："你孩子回去上学多久了？他适应了吗？"还有人说："那我觉得她老公应该更理解她一些，老公怎么能够放心孩子独自在外上学。"

　　笔者问画者："大家说的这些，包括提问，你对哪些话想回应？"画者："刚才问我孩子能否适应，我觉得说到我心里面去了。其实我挺想听专家分析一下，我孩子他自己上学行不行呀？我有点担心他，我总是容易多想。"接着画者说了一些自己了解到的情况，孩子都会详细跟她讲，比如，孩子在学校的作息，几点起，几点睡，几点运动，几点吃饭、吃什么，几点打针，跟同学的关系，在学校怎么洗澡打饭，用热水冷水怎么刷卡，前一阵还丢过一次饭卡，学会怎么补卡。画者说到这里，自己总结道："其实这么说来，我也不用太担心他，他自己也可以。实在有问题的话他可以跟老师沟通，老师再给我打电话，我就回去了。我焦虑可能是总想起他小时候不老老实实打针，经常低血糖送医院，我心里就特别难受。"

　　画者她又讲了一些孩子小时候的情况，她和老公照顾得很辛苦，吃饭、打针方方面面都需要管理，倾注了很多的心血。她老公是公务员，工作轻松，每天四五点就下班了，所以主要负责照顾孩子，而她特别辛苦地去拼事业。但这也耽误了老公仕途上的发展，所以老公有时候也因此情绪不好，觉得很多同学都升职当领导了，而他还是做基层，有点不甘心。

　　笔者："看起来你们夫妻俩都为孩子、为这个家付出了很多。在你很焦虑、需要老公支持的时候，他自己也有情绪，事业上不得志，有种挫败感等等，他就很难去帮你消化情绪。"

　　笔者接下来让每位组员再对画者说一句话，这也是团体里经常使用的方法。大家纷纷表达了对画者的认可、支持，都觉得她是个很称职伟大的妈妈，让画者不禁落泪。等她情绪基本平稳后，笔者问："你可以分享一下现在的感受吗？"画者："我觉得大家能理解我，我特别开心。因为在生活中，你不管跟谁说，他们就知道给你建议。尤其是我老公，我总是抱怨老公，其实他自己心里面也有很多想法，他也需要倾诉和被理解。今天大家的分享除了让我获得理解和支持，我也明白了我今后要如何去做了。再次谢谢大家！"

第七位成员发言

第七位分享的画者是做行政工作的 30 岁女性。她穿着水手服，外形就像一个刚上大学的学生，说到自己年龄 30 岁的时候，让组员都很吃惊。她跟男朋友的感情特别好，男朋友想结婚，但她有一点恐婚，觉得自己还没有准备好，所以现在压力挺大。

画者分享：

画者："我画的'房树人'图（图 3-126），可能比较像小孩子。我很喜欢古装，画里是女孩子穿着古装去拍照。然后树上有感觉很柔软的叶子，草地也是那种柔软的草。房子很普通，门前有路，然后月亮太阳都要有，好像一年四季、日夜交替。我觉得我的心态还算比较好的，比较开朗，人们都说我不会有什么心理问题。我很喜欢画这种小圈圈，我看大家都不会这么画。我觉得自己在这个年龄了，有必要、也想要做一些促进心理成长的事情。"

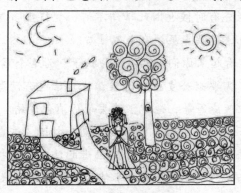

图 3-126　做行政工作的女性所画

组员互动：

笔者问大家的感受。有人说："这张图像小孩子画的，很可爱。"有人说："很奇怪，这个小圈圈感觉有些梦幻，有点像科幻。这位女士比较可爱，很好奇她的故事。"也有中年女性说：

"你是怎么保养的？感觉你的心态还比较年轻，女孩子也不一定要那么早结婚。"还有人说："她都30了，不小了，她是看着太显小了点。"然后包括画者在内，大家哈哈大笑。

在绘画的治疗性团体里，团队带领者也常会对团体中的某些个案进行一定的处理，方式则根据带领者风格的不同有所差别。笔者此时就对这个案例进行了一定的处理。

笔者："你可以讲一下你的故事吗？关于成长这个话题。你可以分享你的经历给大家听一听。"

画者："我的爸爸妈妈对我都很好，可能是太过宠我了吧。现在我觉得我要承担起照顾我妈妈的责任，她太不容易了。以后就算结了婚我还是会和妈妈住在一起，我要孝敬她。"然后，画者开始边哭边说："我妈妈小时候家里特别重男轻女，又因为是女孩，家里人就不管她，5岁的时候就把她送走了。她一个5岁的小女孩，就要自己洗衣服、做饭、生活，家里一个大人都没有，特别不容易。我小时候都不跟同学出去吃饭，不出去玩，因为妈妈觉得外面的人她不放心。她对我照顾得特别好，我觉得我也要孝顺她。"

听完她的分享，笔者问组员："你们有什么想说的？"有人说："我觉得你妈妈在把她的童年经历附加在你的身上，她在用对你好的方式补偿她自己。她没有获得很好的关注，她就不让你跟同学出去玩，这个对你影响非常大。"还有人说："我觉得她竟然可以谈恋爱、准备结婚，她还想孝敬妈妈，所以这是一个好女儿。"然后这个画者很激动："不要那么说，我妈妈她不是补偿，她就是真心的爱我。"看起来，画者跟妈妈是连接非常紧密的状态。

笔者再问了问她爸爸的情况。画者："我的爸爸比较老实本分，属于那种两点一线下班就回家的人，所以我们家庭关系还挺好的。不过我主要还是妈妈来照顾。"

"房树人"解析：

随后，笔者采用家庭雕塑的方法，让画者在团体中邀请两位身形与自己父母比较相似的成员，选择一位男士扮演爸爸，一位

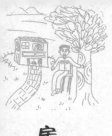

女士扮演妈妈。

首先，笔者让"爸爸"、"妈妈"并排站在一起，问画者她自己想站在哪里。画者选择站在"妈妈"的身边，右边是"妈妈"，"妈妈"右边是"爸爸"，三个人紧密地站成一排。

此时，再多加一个角色，让在场一位男士扮演画者男朋友，站在离他们三人距离三米远的地方，然后问画者想站在哪里。画者选择站到了"爸爸""妈妈"和"男朋友"中间，她说："我可以离妈妈远一点，但是我不能够离他们太远。"

笔者让"妈妈"对画者说："社会上有各种各样的危险，男朋友也是危险的，你回到妈妈身边吧，妈妈照顾你。"画者就哭了，说："你又不能照顾我一辈子，你总是不让我跟同学出去玩。"

笔者对画者说："看着这个'妈妈'，告诉她，我想长大，我要结婚，我想成为我男朋友的太太，我想嫁给他。"画者看着"妈妈"，说："'妈妈'，我想长大，我只有长大了才能更好地孝敬你。"笔者对妈妈的扮演者说："你告诉她，你要去走你的人生。妈妈小的时候很苦，所以会害怕，不想让你体验妈妈经历过的被抛弃的感受。不过现在你已经大了，你应该去到你男朋友身边，你应该有你自己的生活。妈妈也希望你能够早点结婚，过着幸福的二人世界。"妈妈的扮演者对着画者逐句重复了笔者所说的话。

然后，笔者让爸爸的扮演者自由发言。爸爸的扮演者说："我会照顾好你妈妈的，现在微信什么的多方便呀，每天都可以联系。你应该过你自己的生活，我们也不希望你没有自己的生活，老跟我们在一起。"这段扮演就结束在这里。

笔者分析道："刚刚有人说，妈妈好像在用对孩子的关爱和照顾来弥补自己的创伤。根据之前的分享，这个女士是不能离开爸妈的，她刚刚还说出不许指责我妈妈的话。但没有想到的是在家庭雕塑法的过程中，当她站到那个位置时，她自己能够说出来她的愤怒：'妈妈你老控制我，你不鼓励我跟同学在一起。'因此我们要在这种雕塑之中让画者自己来表达想法。"

笔者问画者："对刚刚这个扮演，你有什么感受？"画者："我觉得妈妈确实对我影响有点大，我也觉得我得有力量，我心理上需要成长才能够成家立业，能够更好地照顾我妈妈。"笔者："对，独立跟不孝是两件事，独立了才可以更好地孝顺妈妈。你所谓的有点恐婚，更多的是跟妈妈有关，这个是接下来需要成长的。如果你愿意，不妨做一对一的心理咨询，每周与心理咨询师聊一次。"画者表示认可。

接下来，笔者让每位组员对画者说一句话。有人说："我觉得你很棒，你是个很孝顺的女儿。"有人说："我觉得你现在心态很年轻，在成长的路上还有很多内容去探索。"还有人说："你要对妈妈表达你的不同意见，我们不要愚孝，要有自己独立的看法。"一圈发言下来，多数组员都对她表示支持和鼓励。

画者最后问："我不太明白，我好像一画画就容易画圈圈是为什么？"也有组员表示了同样的疑惑。笔者道："这是皮亚杰的一个理论。前概念阶段的孩子有很多的涂鸦，就经常会画这种螺旋的圈圈，这个圈圈代表孩子开始对方向有一定的感知和兴趣了。画这些涂鸦是表明孩子即将脱离共生阶段、发展主体性的一个重要的标志。所以这种画法非常符合画者关于和妈妈分离个体化的议题，这与无意识和心理发展有关。"

第八位成员发言

第八位分享图画的组员是 29 岁的女性，她身材高挑，打扮时尚，是培训机构的辅导老师，主要教初、高中。她已经结婚三年，说自己来参加团体是在群里看到了链接，有些感兴趣就来了。

画者分享：

画者："我画的是一个恶魔，一座城堡（图 3-127）。我很喜欢黑暗哥特风、酷的事物，这也和我的性格和穿着相符。我青春期特别喜欢像吸血鬼这类的故事，想象力比较丰富，也不知道我画的能不能体现出有心理问题？说明一下，我不是有病啊，我

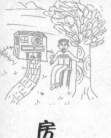
就是喜欢'黑暗'的东西。因为我教青春期的孩子，心态也比较年轻，和他们很聊得来，所以我可能不太认为画能表现出什么，就是画了点我喜爱的事物。这是那种很酷的城堡，在山脚下，像尼古拉公爵的那种房子，还有恶魔、墓碑。看，像我的手机壳就是卡通小恶魔的模样。"她拿出自己的手机给大家看了一下。

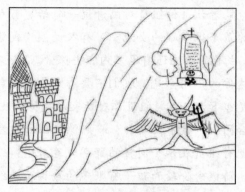

图 3-127　辅导老师所画

组员互动：

笔者问组员："大家看到这张图有什么感受，会想到什么？"

有人说看到墓碑很不舒服；有人感觉墓碑挺可怕的；有年纪大的中年人觉得不太吉利；有人分析说，她是不是内心压抑着攻击、叛逆。有位组员说："她是不是很想获得他人的关注，所以会画比较吸引眼球的东西？"然后又补充道："我没有说她想要引起大家关注是博眼球的意思，就像我也很喜欢 McQueen 的骷髅头围巾，时尚而已。"

笔者继续让大家谈谈对这张图的感受。有人说："如果这个墓碑是在祭奠？可能是祭奠某个人。"笔者随后重复了一下"祭奠"这两个字。然后有组员说："可能是祭奠逝去的青春吧。"有人猜："祭奠失去的爱情？祭奠去世的亲人？"有人说："这张图让我想起来我去世的爷爷。"还有组员说："我想到汶川地震，就像恶魔降临，汶川地震的时候我在离汶川不远的城市，震感明显，非常害怕。当时短暂信号中断，联系不上家人，我还记忆犹新。"

大家讨论得很热烈，有人又聊起了暗黑："我也喜欢暗黑的风格，我觉得不要说那么复杂吧。"还有人说："暗黑是一种愤怒，是对不公平的一种宣泄。"

"房树人"解析：

　　笔者听完大家的分享后，解释道："我们不太了解画者的情况，所以大家各自表达着自己的观察和猜测。有时候我们能够猜对画者内心，和画者有了共鸣；有时候，我们的分享是因为画中的内容勾起了自己内心的东西，这些感受可能就并非是画者的。所以我们作为组员可以去体验一下，看到这幅画勾起了你自己的哪些回忆和感受？就像刚刚有人分享了自己的经历，说很喜欢McQueen，喜欢黑暗风格；觉得暗黑是一种压抑，对不公平的宣泄；又想到了爷爷；想到了汶川地震的经历等等。这部分经历和感受是属于你们自己的。那对于这位画者，她想表达什么？她之前说喜欢黑暗风，喜欢尼古拉、吸血鬼。听完大家的分享，我们来问问画者，她的感受是什么样的？"

　　画者："地震什么的我没有想过，我没有这样的经历。嗯，McQueen我也挺喜欢的。我觉得祭奠一些东西吧，每个人或许都有想要去祭奠的，内心深处的一些东西，每个人不一样。谁都有想祭奠的，对，谁都有想祭奠的，就是谁都有想祭奠的……"这句话她重复了好几遍，然后就沉默了。

　　笔者小声问："那你想祭奠些什么？"画者就哭了："我一年前流产，当时孩子4个月了。从这以后，我就看不得大街上有大人抱着婴儿，一看到就受不了，会崩溃。我都没办法给孩子起名字去祭奠，我也不知道孩子是男孩还是女孩。"笔者："当时是计划内要的？"画者："是的，计划内，没有保住。是我没有保护好我的孩子。"笔者："对你的身体损伤大吗？"画者："还好，我现在还在备孕期间，但这个事特别影响我。"笔者："你刚才说到这是一年前的事，而且都看不得大街上的大人抱小孩，这种情况现在好些了吗？"画者："没有，现在还越来越严重了。"

　　笔者意识到她可能有PTSD的症状，于是问画者："一般这种情绪问题会随着时间慢慢好转，而你一年还没好，所以你怎么

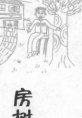

考虑这是心理的问题？"画者："对，我是有心理的问题。其实这才是我来的主要原因吧，想要去解决这个心理问题。"笔者向她解释需要了解一下情况，然后对画者PTSD的症状进行了一些询问，如闪回、回避、退缩、心理脆弱等。画者提供了很多资料：有很多闪回，总是突然回想起当时流产的细节、血腥画面，等等；人际交流退缩，遇到压力也有躲避的情况；心理很脆弱，经常遇到一些小事就崩溃大哭；出现经前期烦躁的症状，经期前三天没有办法去上班。

画者又说道："我觉得怀上孩子的一刻，他/她就是一个生命体。不知道他现在过得怎么样。"笔者："你有信仰吗？"画者："我没有信仰。如果是找一个牧师、法师，我觉得他说的话可能只是心理安慰。可能正因为我没有信仰，所以我才更加痛苦。如果有信仰的话，我可能也就放下了。"

了解到这里，笔者想进一步处理，于是说："我们可以尝试着现在稍微做一点点处理，你愿意多谈谈这方面吗？"画者很积极地应下了，虽然哭得很厉害，但也很愿意谈自己的情况。她说："比如，我在大街上看到一个很小的孩子在婴儿车里，我突然就觉得大街离我很远，有不真实感。其实我老公只离我不到一米远，我会觉得他在千米之外。我站在大街上，觉得我的脚离地了，我怕摔倒，在我特别害怕时，我晕倒了，后来就被送医院了。医生说我焦虑，可是我不焦虑。我就是觉得身边的人离我很很远。"笔者："这种症状还出现过吗？还有一些什么别的症状？"画者："出现过好多次，我经常觉得别人离我很远。比如说我现在坐在椅子上，我感觉我没有坐在椅子上，我现在觉得椅子不存在了。"

笔者意识到，画者可能有比较严重的心理问题，还有解离的症状。如果只是怀孕流产，画者现在还是有生育能力的，而且正在再次备孕，也还年轻，不至于因为这件事情有这么大的症状。

于是笔者问："那你在流产以前，有过其他的心理方面的问题吗？"画者："嗯，我高一和大一的时候，因为适应不良休过学。我还住过精神科，做过十几次电休克治疗。"笔者："当时为什么做电休克，是有什么症状？怎么诊断的？有没有精神症状或者重性抑郁？"画者："我不清楚，我当时就是疯了，我不知道自己是谁，他们就把我送进去了。"笔者："那你是怎么不正常，他们怎么把你送进去的？"画者："他们说我当时疯了，必须送精神科住院，他们是把我抓进去的。"

笔者问画者："你现在感觉怎么样？"画者："我就是有不真实感。"笔者观察到，画者似乎始终在这个状态，她能够正常去对话，哭也是在正常的情绪波动范围，能够随时停止、随时进行语言的交流。笔者继续道："这种情况不太适合今天再继续深入了，她需要就医，并去做一对一的心理咨询。考虑到她的问题很复杂，那今天我们就停在这儿。"

然后笔者引导画者做了深呼吸的放松。画者休息了大概三分钟，觉得自己平静下来了："我还是有一点不真实感，但是我觉得我接下来交流没有问题。大家不要太担心，我没关系的，大家继续就好。"

画者还问了一个问题："那我画这个墓碑不一定是这个问题吧？我画的时候真没想那么多，就是挺喜欢暮光之城的。"笔者回复道："你确实是一直喜欢这个，从初中起就喜欢。所以就算画了同样的元素，不能说画墓碑就是你哀伤、你有问题，而是要看你内心想要表达什么。画者画骷髅，可能只是觉得很有趣，或者是一种愤怒，也可能是一种酷，还可能是因为有创伤，比如像流产，可能是在创伤以后才会这么画。那至少对于这位女士，两个原因都有，一是她喜欢这种黑暗的、酷酷的风格，第二就是确实她也有心理创伤。而她之前的一些精神科的诊断和问题，我们没办法现在展开。刚才我们确认了一下，她刚进入到团体时是没有不真实感的，是谈流产经历的时候才开始出现这种自己椅子消失了的感觉。所以我们就停在这里，做一个放松。然后再回到团体分享里来，这个案例就到这里。"

最后，团体的成员轮流向画者表达了关心，画者也觉得自己没问题，好一些了，可以进入到下一个组员的分享。

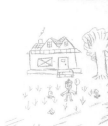

房树人
绘画投射测验——临床应用实践手册

第九位分享自己画的组员是一位30岁的男士。他说自己是自由职业者，此外并没有介绍其他任何情况（图3-128）。

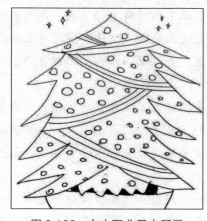

图3-128　自由职业男士所画

画者分享：

画者："我还以为'房树人'挑一个画就行了，我就描绘了一棵树，画完了看大家的才知道自己画错了。听了大家的分享，我收获特别大。我觉得可能每个人都会有些问题吧，世上也没有完美的人。我觉得，有问题就要去解决，总是有情绪没有什么意义，因为情绪解决不了问题。心理学我也不懂，我今天就是来跟大家交流学习的。"

组员互动：

没等他分享完，组里就有人攻击他："你就是超理智，你也不自我介绍，然后你也不谈你的感受。"画者："我觉得谈感受解决不了问题，是问题带来的情绪。所以谈情绪不能提高解决问题的能力，而我是想来学习解决问题的方法。"大家继续攻击他："你没有融入集体。你肯定有你的想法、有你的感受，你为什么不分享给我们。"还有人说："你都不认真听题，就画了一个圣诞树。说明你很自恋，都是在讲道理，让我们很不舒服。而且你也没有自我介绍。"

笔者阻止了大家，并耐心地和大家说："我们可以这样表达，你讲的道理让我们不太舒服，我们对你的分享不满意，我们希望你更加真实地介绍你自己。"

然后问画者："听大家谈了这些，你有什么感受？"画者："我还是觉得，心理学是一门科学。为什么要画画，我也不是特别理解，当然它可能和其他心理学技术一样，它是科学的，只是我还没有掌握，所以向老师请教。"

画者的这种状态让笔者也产生了疑问，问道："那你为什么要画圣诞树？可以讲一讲你的树。"画者："我不是唯心主义者，我就是想让专家帮我解一解。老师，你帮我解解看看，我这个能反映出我内心的问题吗？"笔者："请你先自己讲一讲，你画的树是个什么样的树？"画者："我不知道啊，我来是向老师学习的。"尽管他的话语很客气，但是大家都会非常不舒服。有组员说："你在理想化老师，在这里你要分享。"画者："我就是来向老师学习的，我是真的不懂。"

笔者："心理学的确是一门很多时候似乎看不见摸不着的学问，你很想掌握这门学问对吧？绘画肯定也是要有理论作为支撑，包括你了解的眼动，相信你对这方面也有一定的涉猎。"画者："对的，我就是想掌握一个东西的本质。我觉得绘画就像笔迹鉴定一样，每个人的笔迹既然能够鉴定，就说明他画的是有逻辑的。一个人写的字，可能10年前这么写，10年以后还是这么写。所以我也不知道我画这个画背后是一个什么意思，这方面我不懂嘛，我就来请教。"

"房树人"解析：

当笔者共情到他想去把绘画当做一门科学来了解的时候，画者说他觉得绘画测验就像笔迹一样，此时笔者觉得如果跟他直接谈"你要去联想、去感受"很困难。于是笔者借由他的这个阻抗，

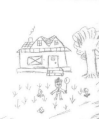

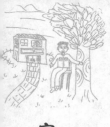

讲了一些关于绘画心理学的投射理论："就拿画了墓碑来举例，那到底是什么意思？是我酷，是我想开启新的征程、埋葬过去，还是说我对死者有哀伤？对于你来说，你画圣诞树，有多种可能，比如，曾经在圣诞节发生了很开心的事情值得纪念；曾经在圣诞节发生了很不开心的事情，无意识地表达了出来；也有可能是你是一个喜欢给大家带来欢乐的人，所以画了一棵喜庆的、一看就让人很舒服、赏心悦目的树。所以，我不了解你，我就更不了解这棵树背后蕴含着什么。"对于这样的讲解，画者表示能够接受："是的，我觉得老师还是比较严谨。"所以对这位画者来说，需要在共情的基础之上再给予一定的解释。

笔者问："你想象一下，觉得这是一棵什么样的树？"画者："一画树我就想到了圣诞树，它很大，装饰得很好看。"笔者："那从圣诞树，你能联想到什么？"画者："也想不到别的什么，这背后是有什么无意识的吗？"笔者："无意识需要你自己去联想，你需要讲更多的故事。"画者："我从哪开始讲呢？我也没有什么故事。"交流似乎在这里卡住了。

这种情况下，团体带领者可以用多种方法去处理。团体治疗有很多学派，可以整合地来运用，主要是看带领者的受训背景和风格。此时，由于笔者有完型格式塔学派的团体经验，就采取了完型疗法的方法来进行工作。

笔者："你描述一下，这是一棵什么样的树？"画者："就是圣诞树。"笔者："你具体画了些什么，详细地描述。"画者："就是在一个盆里有一棵大的圣诞树，上面有很多红色丝绒的大彩带，闪闪亮亮的，有很多闪亮的金银、宝石、水晶这些东西。然后外面那几个小星星是我觉得要把它画得很闪亮，体现出它很光芒万丈，其他也没有什么了。"

笔者："好的，现在我们做一个完型的练习，帮助你去探索你的无意识。"画者："好，怎么做？"笔者："你跟着我说，我是一棵圣诞树。"画者："我是一棵圣诞树。"笔者："我在一个盆里。"画者："我在一个盆里。"笔者："我是绿色的，我的身上系着好多红丝绒的缎带。我身上有很多的黄金、水晶，亮晶晶的。"画者跟着笔者重复了这些话。然后，笔者再次引导他说："我是一棵圣诞树。"让他闭上眼想象自己的身体就是这棵圣诞树。

笔者："你可以自由地去联想。你在哪？"画者："我在国会大厦的一层，我有五层高。"笔者："你是圣诞树，就像讲故事一样，你是主人公，看看会发生什么。"画者："我是国会大厦里的圣诞树，国会大厦里人来人往，很多都是商政的要员。圣诞树特别高大。"在这个联想中，要始终保证画者是以"我"为第一人称来进行联想，于是笔者打断他："是'我'特别高大，不是圣诞树特别高大。"

画者继续道："嗯，我是最大的圣诞树。我见证着很多辉煌的国际大事的发生。很多事情我都知道，我知道他们在走廊里面说了些什么，我知道他们在会议室里说了些什么，我也知道他们窃窃私语说了些什么。我知道有人发生争吵了，我也知道有人发生了矛盾，他们在这里决议了很多的事情。"

笔者："然后发生了什么？"画者："我看到有人退休了，有新官要上任了，有一些战争又开始了，有一些战争要谢幕了。"笔者："那你有没有退休的一天？"画者："嗯，人会被淘汰，树也会被淘汰，我觉得我也改变不了世界。虽然我只是棵树，不过我觉得我是最大的一棵树，我金光闪闪的，他们都要来跟我合影。我能够见证历史的变迁，哪怕是我死了，死了的圣诞树也是可以在这里一直伫立的。我是这个城市的标志，他们不会舍得让我退休的。"

笔者："你的金光闪闪，你身上的缎带，你身上的金银珠宝，是谁给你的？"画者："是国会大厦里的这些人。他们打造了很漂亮的珠宝，要去装饰我。"笔者："那如果你没有这些呢？如果你脱了这些这些缎带、装饰呢？"画者："那我就是棵普通的树。我原来可能来自高山、雪山。嗯，我感觉轻松了不少，我觉得我现在是雪山中的一棵树，我感觉非常的自由。我觉得那些装饰，都不是我想要的，因为真正的我是要让老鹰栖息的，应该有松鼠在我的身上爬来爬去。我觉得现在当雪山上的一棵松树的感觉更好一些。"笔者："那你现在在雪山上，是只有你一棵树吗？

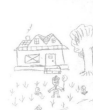

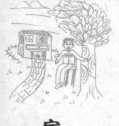

还是有其他的松树，你们都在一起？"画者："还有好多，我们在一起。"笔者："你是最高、最挺拔、最漂亮的？"画者："不是，他们都跟我一样。"笔者："那你感觉怎么样？"画者："还好，我觉得我也没有一定要成为他们中最挺拔的。下雪了，有人滑雪，然后有老鹰，有小鹿，有松鼠，我觉得舒适、惬意，在国会大厦里面很憋闷。"这个联想就停在这里，笔者做了一个结束，让画者睁开眼睛。

笔者解释："我们采用的是让自己成为画中的事物，用这样的方式进行联想。我们看画者他自己怎么理解他想象的东西。"画者："我觉得挺神奇的，还是有科学依据的吧。我觉得我的状态就是，我小时候不能出去玩，就是要学习，我是很优秀的'别人家的孩子'，和这棵树挺像的。人家夸我就是因为我成绩好，但我觉得在雪山上很自由，那才是我比较真实的样子，我想要自由、舒适。不知道对不对，我觉得我画的时候没有想这么多，刚才想的这个是不是不准呢？还是要老师帮我去分析和解答一下。"

画者理智化的感觉依然很强，还是想要一个科学答案。于是笔者对此进行了一定的解释："我们让画者用自己创造的东西进行联想，这样他想象出来的内容跟自己更接近。如果是我来画一个东西让大家想象，比如，我画一个灯泡，让某位组员想象自己是个灯泡，这种方法其实也可以。但因为那个灯泡是我而不是他想出来的，他就可能对这个东西的感觉不是那么真实亲切。用这种代入的方式来讲故事，可以规避阻抗和羞耻感。刚才画者说自己是一个城市的标志，很优秀、很了不起，大家都争相与之合影，这是他感觉自己很优秀的一种心理状态。而我们的文化和礼仪是谦虚，大家不会上来就说自己有多么厉害、特别的优秀。让他以树的口吻表达，我是最厉害、最漂亮、最棒的，那就是树说的，不是画者说的，这样就规避了阻抗。关于我后面的引导，是根据对他的理解来的。他提到有人退休、有人上任，而他是一个很厉害的形象，那我猜测他是不是对于失败、退休、卸任有恐惧？所以我谈到，这棵树它会退休吗？它从哪里来？它如果没有这些装饰会怎么样？他的回应则看起来不是这样，他觉得自己是有生命

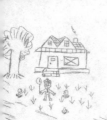

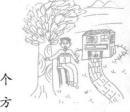

力的，一方面可以享受光环，另一方面我又向往自由，所以这个想象是他的状态和愿望的一种呈现。这样的方法是完形的解图方法，我们也经常会用到，今天做一个示范。"

画者："我确实是这样。我也享受我是个好孩子，但同时我又觉得自己内心应该拥有向往自由的心态。唉，我觉得这个测验很准。老师，咱们这是成长小组，那咱们有没有这个绘画测验的理论学习班啊？我也想学习这个心理技术。"这时候大家就笑了，有人说："你看你，还是理智化，还是理性。"画者自己也笑了："唉，我就这毛病啊。"

 ## 第十位成员发言

最后发言的是一名中年男性。他是街道办主任，穿着衬衫、西服，看起来很朴素。他全程都是一种拿腔拿调的姿态，语言非常客气和礼貌，给人很强的距离感。

画者分享：

画者："我画得很抽象（图3-129），我觉得写实的艺术是照相的技术，作品应该源于生活并高于生活。我比较崇尚"天人合一，与万物交流"的感觉。我觉得不能够去脱离整体看局部，这也是我的画面想表达的一点。每一个线条都是我的情绪在跳舞，我的血肉在呐喊。我是很坦诚的，我觉得画能体现我心灵的愿望。每一件事物的构画，都是我心灵精神的一面旗帜。好的作品一定要有诗意，要能传达一些东西，这个是我所理解的和我所向往的。当然我是绘画的门外汉，也是心理学的门外汉。老师让我们自由地画，我就表达我自己的想法。"

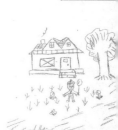

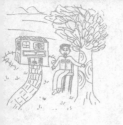
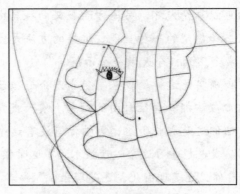

图 3-129　街道办主任所画

组员互动：

　　有人说："我感觉他很有才。"有人说："我觉得他在故弄玄虚，我听不懂他在说什么。"有人说："他应该是学过艺术，不然他不可能画抽象的东西画得这么好。"还有人说："他是在炫技。"大家纷纷觉得他画得不知所云，感觉很迷惑，也不知道他在说什么。有人分析说："他这样的一种图和表达方式，是不是他有防御，不愿意表达自己的内心。"还有人表示："很烦他，不想听他说下去。"听到大家对画者表达了很多的不满，之前说画者有才华的组员说："其实我挺想听听他的故事的。我还想听听他作诗，他说他的作品像诗一样，我也觉得，诗么，就是让人听不懂。"

　　笔者："关于绘画治疗，南姆伯格正式提出艺术治疗这个概念和学科，奠定了这门技术的本质。南姆伯格提出艺术治疗最基础的操作方法，分为两步：第一步，来访者自由地进行绘画；第二步，对作品进行自由联想。作品是画者内心的表达，当我们对一幅画以及画者的陈述有很多困惑，好像不知道他在说什么的时候，我们其实就在开放未知。他的内心打开了、开始流动了，只是我们不知道怎么理解他。所以接下来我们可以把时间来交给画者。听完大家讲的，你怎么想？你想作诗吗？有组员邀请你作诗。或者讲讲你的想法，你的故事，都可以。"

　　画者："我还是很愿意作诗的。我觉得，画笔就是诗，线条就是字。"然后画者清清嗓子，像作诗一样，用朗诵诗歌的语气说：

"我出生在一块贫瘠的土地／我需要用我的血肉精气筑起一砖一瓦／我熔炼开了我的头发／张开毛孔，吐着蒸汽／我要牺牲我自己／建一座庙堂／将祖祖辈辈安葬。"他神情很凝重，就停在了这里。

沉默片刻，笔者试探性地问："那你的家庭是革命家庭？"画者："大家刚才说我不愿意表达，故弄玄虚，其实我没有，我真的是非常坦诚的，这就是我对艺术的理解。我的故事呢，为了不占用大家的时间，我就长话短说。因为时代的变故，爷爷疯了，姑姑也因此受辱。然后他们俩就相依为命。后来我爸爸不想一直这样生活，就远走他乡了。我爸爸特别喜欢讲以前的事，而且是不停地讲，他就活在上辈子的回忆里。我说那是你们以前的事，现在都改革开放了。我比较抵抗老旧的东西，当然老旧的东西也有它的道理。不过若是它有道理的话，为什么我们还要改革呢？我喜欢新的事物，像一些新的作品，比如电视剧《走西口》《乔家大院》，一些复兴类的作品。不过我觉得，我爸爸的经历也挺有意思的。我觉得我要是退休了，把他的故事写一写，或者可以用车载电台讲述这些故事。我就是喜欢艺术，艺术就是要赋予想象力嘛。我真的没有想要吹牛，也并没有想要炫技。"

听画者说完，有人说："我觉得你也活在历史里。你说你不喜欢那些老辈的东西，那你讲的不都是爸爸那个年代的事吗？"有人说："对，其实你的穿着也很像十几年前的人。"有人说："你说喜欢新的东西，我还以为你喜欢新的一些流行的东西。结果你说你喜欢《乔家大院》《走西口》，这不还是老一辈人的故事么？"然后画者就笑了，大家也笑了。还有人说："你说不认同你爸爸，那你讲的都是你爸爸的故事，而且还想把爸爸的故事写小说，甚至要把它搬到广播电台。这样怎么叫你喜欢新时代的、比较有时尚气息的东西。"

"房树人"解析：

一番讨论后，笔者总结："每个人的画和每个人的诗歌，其实都在表达自己内心。我们能感受到，画者的画、他的诗歌里面，有很多对老旧事物的，或者对他自己一些经历的深刻的感受。因

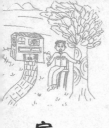

为他生活在这个家庭，他被影响，那些经历镌刻在了他的内心之中，同时他又想要去抵抗老旧的部分。经历虽然无法忘却和抹去，但我们可以对我们的经历、对未来有自己的判断。"

笔者对画者说："关于你的父亲，可以再多讲一讲吗？"画者："我觉得改革开放以后，我们还是要学习科学、科技进步的一些东西。爸爸总是按上一辈的活法，已经跟我们不是一个时代了，他就像个历史书。"笔者："那从什么时候起，你开始想要去写爸爸的故事？我很好奇这个转变。"画者："就是我自己有孩子以后，我觉得老人那些想法是对的，我越来越像我爸爸。他讲的道理虽然不全对，但我的很多看法其实跟他特别像。我们家核心传统的一些东西我还是继承了，而且我得让我儿子也继承。关于写书还有做广播，我是觉得爸爸说的这些它起码是份史料，没准还能给组织做贡献。"他又举了一些例子，"比如，爸爸教我，做人要退一步，不能够当出头鸟。这个观点还是对我有帮助的。"

这时有人批判他说："你这个人还是很传统啊。你要做自己，你看你跟我们都快不是一个时代的人了。"也有人说："我觉得他知道自己的问题，他是守旧的，同时他又想要改变，因此他在这个冲突之中。"

画者："我觉得我现在并不冲突。我以前叛逆，自从有了孩子以后变得成熟了，很多事情都能想得开。"他沉默片刻，"我对艺术治疗、对绘画这些感兴趣。所以我觉得，我的前半生就是学习、工作、结婚、生孩子，一个男人该完成的事情一步步地完成。然后做这个街道工作，也需要学习心理学的知识。还有我对艺术其实是特别感兴趣的，我觉得艺术是不分传统和现代的。"随后他又再次解释说，"我真的不是虚伪、故弄玄虚。你们听着不知所云，那我们参加团体治疗不就是要表达自己。"

笔者："你好像多次解释我没有炫技，我没有故弄玄虚，我很真诚。看起来你很不希望被大家误解。"画者："对，我就不喜欢被误会。当然我也认错，表达确实应该让别人能够听得懂。"他继续解释，"不过我是很愿意表达自己的，我有错误我都是承认的。"

　　笔者总结："我们大家在听其他组员分享时，有两种状态。第一种状态是开放的、倾听的。一个人他做了一些事、说了一些话，我们在开放、倾听他时，有可能很容易就能听懂他表达的内容，也有可能不太理解、不清楚他在说什么，好像他的语言很奇怪，比如他可能很富于幻想，就像诗歌不容易读懂，读史料、读一些写作风格非常清晰的记叙文，我们就很容易理解。而当我们听不懂的时候，我们不是马上去评判他：'你是防御吗，你是自恋吗？'我们不去评判，而是保持好奇：'咦，我听不懂，可能我多问他些问题，我让他多说一点，我可能就更懂了呢？'这就是第一种倾听和开放的状态，大家觉得这样会不会好一点？"现场的很多组员点头。画者："对的对的，我上来表达得不是那么清楚，因为艺术这个东西它也很难一下说清楚。我觉得后面给我这个机会，我就说清楚了，还是挺不错的。"

　　笔者继续讲："第二个状态是，当我们以为自己明白了的时候，有可能是明白了，也有可能并没有明白，那你就容易做出一些评判和指责。在所有的团体治疗中，包括一对一的个人心理咨询中，我们都比较注重倾听和共情。因为关系的呈现和关系的流动，就在于互相的倾听、共情和理解。所以我们看到，这个画者被误会的时候，他非常不舒服，他想解释。"

　　此时，之前说画者故弄玄虚、不接地气的组员开口："其实刚才挺不好意思的，我也觉得我的方式不太妥当，也喜欢去评判。其实我老公也经常跟我说我总是喜欢评判，对人的这种倾听、耐心都会少一些。我觉得今天我也挺有收获。"

　　在每位组员轮流分享完自己的图以后，大家又进行了20分钟的讨论，每个人把自己对刚刚这一轮分享的感受和想问的问题进行一些表达。笔者此次在该团体初次建立时应用房树人绘画测验的过程就到这里结束了。

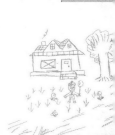

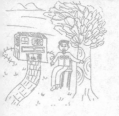

参考文献

［1］严虎，陈晋东.绘画分析与心理治疗手册［M］.3版.长沙：中南大学出版社，2019.

［2］李洪伟，吴迪.心理画：绘画心理分析图典修订扩展版［M］.北京：人民邮电出版社，2019.

［3］BUCK J N.The H-T-P technique：a qualitative and quantitative scoring manual［J］.Journal of Clinical Psychology，1948，4：317-396.

［4］毕重增，王晓刚，桂亚莉.心理测量学［M］.重庆：西南师范大学出版社，2016.

［5］CAMARA W J，NATHAN J S，PUENTE A E.Psychological test usage in professional psychology：Report to the APA practice and science directorates［R］.Washington，DC：American Psychological Association，1998.

［6］陈曦，赵玉平.房树人测验（HTP）的研究及应用［J］.社会心理科学，2012，27（9-10）：80-85.

［7］张涵诗，张同延.揭开你人格的秘密：房树人绘图心理测验［M］.北京：中国文联出版社，2007.

［8］陈侃，徐光兴.抑郁倾向的绘画诊断研究［J］.心理科学，2008，31（3）：722-724.

［9］陈侃，申荷永.神经症躯体化倾向的绘画诊断研究［J］.心理科学，2004，27（5）：1236-1238.

［10］谢丽亚，叶秀红.精神分裂症患者统合型"房树人绘画测验"测试结果分析［J］.中国心理卫生杂志，1994，8（6）：250-252.

［11］张燕.房树人投射测验在新生心理普查中的应用价值［J］.思想理论教育，2010，（5）：70-73.

［12］张媛媛，周婉宁，汤路瀚，等．房树人测验人格量化评估系统的研究［C］.//中国心理学会.第十九届全国心理学学术会议摘要集.北京：中国心理学会，2016.

［13］郑日昌，蔡永红，周益群.心理测量学［M］.北京：人民教育出版社，1999.

［14］埃里希·弗罗姆.被遗忘的语言［M］.郭乙瑶，宋晓萍，译.北京：国际文化出版公司，2007.

［15］林崇德，杨治良，黄希庭.心理学大辞典［M］.上海：上海教育出版社，2003.

［16］NAUMBURG M.Dynamically oriented art therapy：Its principles and practices，illustrated with three case studies［M］.New York：Grune & Stratton，1966.

［17］ROSAL M L.Cognitive-behavioral Art Therapy Revisited［M］.//Gussak D E，Rosal M L.The Wiley Handbook of Art Therapy，2015：68-76.https：//doi.org/10.1002/9781118306543.ch7.

［18］AACH-FELDMAN S，KUNKLE-MILLER C.Developmental art therapy［M］.//RUBIN J A.Approaches to art therapy：Theory and technique 3rd ed.London：Routledge，2016：435-451.

［19］赫伯特·里德.现代绘画简史［M］.刘萍君，译.上海：上海人民美术出版社，1979：27.

［20］鲁道夫·阿恩海姆.视觉思维：审美直觉心理学［M］.滕守尧，译.北京：光明日报出版社，1987.

［21］黄进.儿童涂鸦的心理分析［J］.学前教育研究，1997，6：12-14.

［22］苏珊·朗格.情感与形式［M］.刘大基，傅志强，周发详，译.北京：中国社会科学出版社，1986.

［23］张振娟.绘画在心理治疗中的作用及其应用［J］.中国组织工程研究，2006，10（26）：120-122.

［24］KAPLAN F F.Drawing assessment and artistic skill［J］.The arts in psychotherapy，1991，18（4）：347-352.

［25］KAPLAN F F.Art，Science and Art Therapy：Repainting the Picture［M］.London and Philadelphia：Jessica Kingsley Publishers，2000：77-92.

［26］虞建英，罗良初，罗云.统合型房树人绘画治疗 50 例精神分裂症患者的病情康复研究［J］.当代护士（下旬刊），2016（8）：134-136.

［27］王求是，项锦晶，刘建新.对自杀未遂者的儿时创伤和自我概念的访谈分析［J］.中国心理卫生杂志，2007，21（6）：407-410.

［28］Elis O，Caponigro J M，Kring A M.Psychosocial treatments for negative symptoms in schizophrenia：Current practices and future directions［J］.Clinical Psychology Review，2013，33（8）：914-928.

［29］王玉萍，李先宾.绘画治疗在精神分裂症康复中应用的研究进展［J］.神经疾病与精神卫生，2020，20（11）：825-828.

［30］Puetz T W，Morley C A，Herring M P.Effects of creative arts therapies on psychological symptoms and quality of life in patients with cancer［J］.JAMA Intern Med，2013，173（11）：960-969.

［31］吉沅洪.树木-人格投射测试［M］.重庆：重庆出版社，2011.

［32］美国精神医学学会.精神障碍诊断与统计手册（DSM-5）［M］.5 版.张道龙，等，译.北京：北京大学出版社，2015.

［33］Wiersma J E，Hovens J，Oppen P V，et al.The importance of childhood trauma and childhood life events for chronicity of depression in adults［J］.Journal of Clinical Psychiatry，2009，70（7）：983-989.

［34］南希·麦克威廉斯.精神分析诊断：理解人格结构［M］.2 版.鲁小华，郑诚，等，译.北京：中国轻工业出版社，2015.

［35］Keitner G I，Miller I W.Family functioning and major depression：an overview［J］.Am J Psychiatry，1990，147（9）：1128-1137.

［36］弗洛伊德.精神分析引论新编［M］.高觉敷，译.北京：商务印书馆，1987.

［37］中华医学会精神科分会.CCMD-3 中国精神障碍分类与诊断标准［M］.3 版.济南：山东科学技术出版社，2001.

［38］美国精神医学学会.理解 DSM-5 精神障碍［M］.夏雅俐，张道龙，译.北京：北京大学医学出版社.2016.

［39］Corey G. 心理咨询与治疗的理论及实践［M］. 第八版. 谭晨, 译. 北京: 中国轻工业出版社. 2010.

［40］Clair M S. 现代精神分析"圣经": 客体关系与自体心理学［M］. 贾晓明, 苏晓波, 译. 北京: 中国轻工业出版社. 2002.

［41］Allen J G, Fonagy P, Bateman A W. 心智化临床实践［M］. 王倩, 高隽, 译. 北京: 北京大学医学出版社, 2016.

［42］杨建中, 赵旭东, 康传媛. 家庭治疗在精神障碍治疗中的应用［J］. 国外医学（精神病学分册）, 2002, 29（2）: 74-77.

［43］Sternberg R J .A Triangular Theory of Love［J］. Psychological Review, 1986, 93（2）: 119-135.

［44］曾文星. 夫妻的关系与婚姻治疗［M］. 北京: 北京医科大学出版社, 2001.

［45］樊富珉. 团体咨询的理论与实践［M］. 清华大学出版社, 1996.

［46］杨祥英, 蒙华庆, 胡华. 绘画在团体心理治疗中的应用［J］. 临床精神医学杂志, 2013, 23（1）: 64-66.

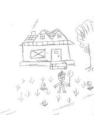

后　记

　　首都医科大学宣武医院神经内科每天门诊接待的患者不计其数，其中将近一半的患者或多或少都存在心理问题。笔者深知单纯的药物治疗存在一定的局限性，于是在 20 多年前，带着诸多困惑和好奇，迈入了心理学的大门。

　　笔者常被人说是京城大医院里"不学无术"醉心临床工作的"散仙"，是"特立独行"狂热的心理学爱好者。因此，无任何官职的我反倒能集中精力专注于临床实践，并延伸聚焦于一些临床容易被忽视的病症，比如躯体化症状。

　　一人之力不眠不休，能帮到的患者也是有限的，于是笔者在 2008 年创建了"宣武心理"团队，和一众心理咨询师们紧密合作，共同为患者提供临床诊疗和心理咨询服务。

　　后来，笔者意识到医疗同行们同样需要学习心理学知识，因为医生们都忙于临床一线，对心理知识和技能储备有限。此后，"宣武心理"团队致力于公益科普心理知识在医疗实践中的应用，为医护同行举办多场的公益科普讲座和心理沙龙。同时，用自己网络咨询中的部分收入加上团队的资助，于 2014 年成立"宣武心理助医观摩学习公益基金"，目前已经资助 100 余位一线医护工作者前来我科的心身专病门诊观摩学习。在此十分感谢我所在科室和医院对我和团队的包容和理解！

　　多年来我们举办了数百场公益讲座、督导沙龙和工作坊。本书的成书背景最早可以追溯至 2012 年，那时正值举办"北京第二届心理咨询与临床应用公益论坛"，会议全程近 300 人参会。笔者在论坛中有场讲座是关于"房树人绘画测验"，当时委托本书另一位主编大津秀女老师备课，她制作了 200 多页的 PPT 课程，并印制成手册免费发给参会人员。

　　论坛结束后，不断有医生和心理咨询师向笔者要手册，并表示要将手册推荐给同行。随后的两年里，手册经过了 4 次增删修改，作为内部资料复印 6 次，在全国共计免费发放 1 万余册，其中印制和宣传的费用要感谢多家企业和协会的资助。

基于此，笔者与团队决定将手册编撰成书，以飨读者。

本书的编撰得益于大津秀女、李菁和汤妮三位编委老师的通力合作以及清华大学出版社编辑团队呕心沥血的付出。为保护患者隐私，本书中所有的画作，都是宣武心理团队的咨询师们根据来访者的原画，重新手绘临摹而成，对文字信息也做了必要的简化和隐私处理。

本书中案例选用以及所总结的经验，以神经内科和相关内科的心身疾病居多，且以青少年与成年人为主，儿童、老年人和其余人群的案例较少。这些都将是今后团队需要进一步扩充资料、探索和完善的地方。对此书中存在的不足之处，还请各位专家、同行和读者朋友们批评指正！请各位读者在专业医生指导下使用本书，切莫随意给本人及他人进行相关测评。

最后，再一次感谢参与本书制作的全体工作人员的辛苦付出！

后记

闵宝权

2021 年 10 月